A la Bibliothèque Nationale
Hommage de l'auteur.

Flammarion

VIEUX MÉDECINS SARTHOIS

PAR

le Docteur Paul DELAUNAY

Médecin des Hospices du Mans,
Membre de *la Société française d'Histoire de la Médecine*
et de *la Société d'Agriculture, Sciences et Arts de la Sarthe.*

TROISIÈME SÉRIE

Un Parisien de la Sarthe : Le Docteur PIRON.
La Médecine et les Idéologues : L.-J. MOREAU DE LA SARTHE.
Un chirurgien du Second Empire : E. FOUCHER.
Le dernier des iatro-chimistes : E.-H. DESPORTES.
Au temps de l'Académie de chirurgie : Pierre BRASDOR.
Un hygiéniste manceau : Le Dr J.-C. LE BRUN.

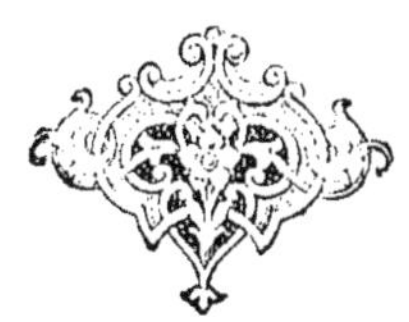

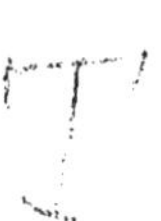

LE MANS

[Imprim]erie MONNOYER, [Pl]ace des Jacobins. | Librairie VADÉ & GRAFFIN, 35, Rue Gambetta.

1922

VIEUX MÉDECINS SARTHOIS

PAR

le Docteur Paul DELAUNAY

Médecin des Hospices du Mans,

Membre de *la Société française d'Histoire de la Médecine*

et de *la Société d'Agriculture, Sciences et Arts de la Sarthe.*

TROISIÈME SÉRIE

Un Parisien de la Sarthe : Le Docteur PIRON.

La Médecine et les Idéologues : L.-J. MOREAU DE LA SARTHE.

Un chirurgien du Second Empire : E. FOUCHER.

Le dernier des iatro-chimistes : E.-H. DESPORTES.

Au temps de l'Académie de chirurgie : Pierre BRASDOR.

Un hygiéniste manceau : Le Dr J.-C. LE BRUN.

LE MANS

Imprimerie MONNOYER, 12, Place des Jacobins. — Librairie VADÉ & GRAFFIN, 35, Rue Gambetta.

1922

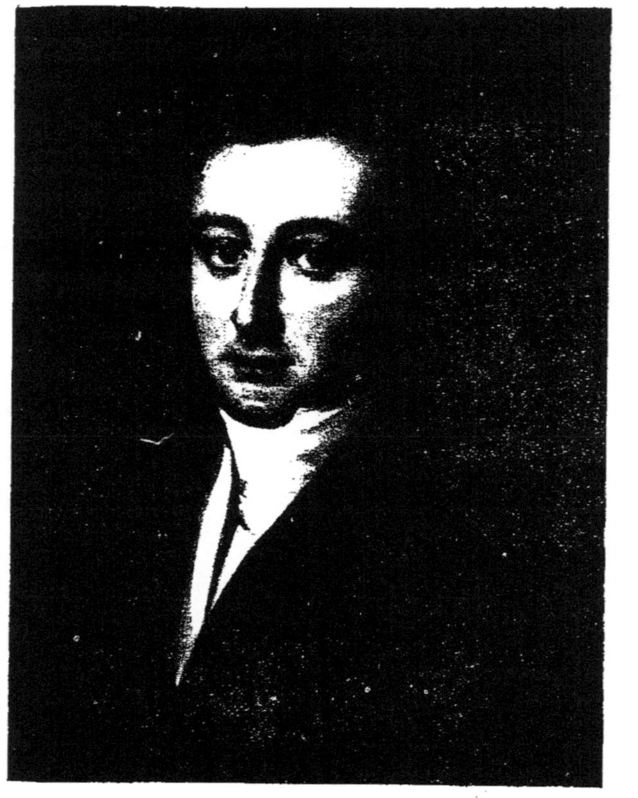

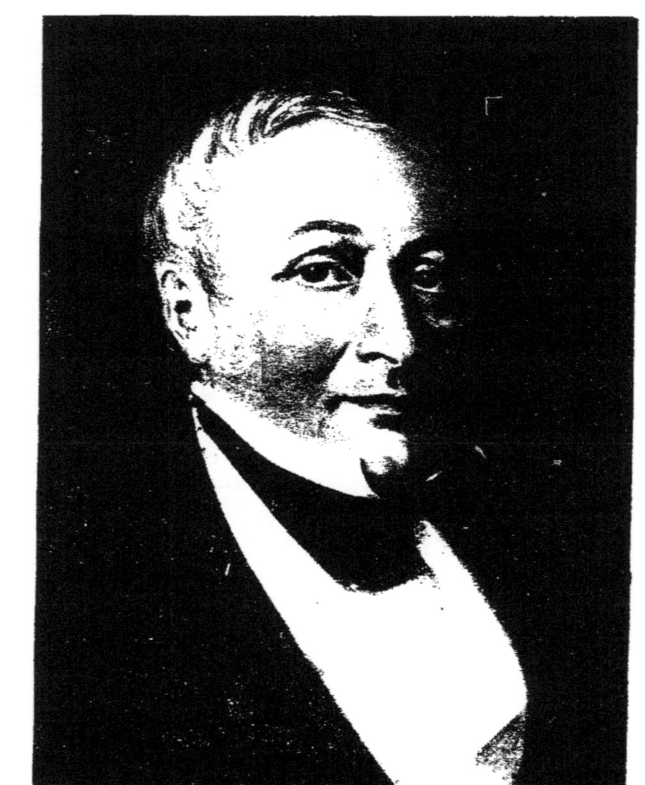

Le Docteur PIRON

(1792-1870)

UN PARISIEN DE LA SARTHE

Le Docteur PIRON (1)

I

Jean-Baptiste-Camille Piron naquit à La Flèche le 4 juin 1792, d'une famille de situation modeste (2), mais qui se rattachait, du côté maternel, à toute une dynastie de chirurgiens et d'apothicaires. Son aïeul maternel, dit Ruillé, était le Docteur Farcy, « médecin d'un mérite éprouvé dont la réputation, vers la fin du règne de Louis XV, avait dépassé les limites de la province, et qui fut à diverses reprises appelé en consultation à Versailles (3) ».

(1) Nous avons consulté pour cette étude les sources suivantes :
Archives adm. du Ministère de la Guerre, dossier Piron. — Recueil des titres et états de services du Dr Piron, légué par lui le 6 février 1869, à la Bibliothèque munic. du Mans et conservé sous la cote 4e suppl., Maine, 18924. Cet album renferme une *Note biographique concernant le docteur Jean-Baptiste-Camille Piron, et ses états de service*, par son ami Ruillé. — Un lot de lettres adressées à Piron et conservé dans des archives privées.

(2) Il était fils de Henri-Pierre-Marie Piron, marchand horloger, né à La Flèche, de Pierre Piron et de Jeanne-Marguerite Marchesse, décédé le 22 novembre 1840, à La Fontaine-Saint-Martin, et de Louise-Geneviève-Sébastienne Farcy, née à La Flèche le 24 septembre 1764 d'Augustin Farcy, me en chirurgie, et de Marie-Marthe Hardy, décédée à La Flèche le 25 janvier 1838.

Baptisé le 4 juin 1792, J.-B.-C. Piron eut pour parrain son oncle Jean-Baptiste Farcy, marchand apothicaire, qui fut membre de la municipalité établie à La Flèche le 1 floréal an II (20 avril 1794), par Garnier, de Saintes, et pour marraine sa tante Françoise-Louise Farcy, épouse de Jacques Leroy.

(3) Ce Farcy, quoi qu'en dise Ruillé, n'était point médecin, mais maître en chirurgie. Voy. sur la dynastie des Farcy P. Delaunay, *La Corporation des maîtres en chirurgie de La Flèche*, Bull. de la Comm. hist. et archéol. de la Mayenne, 1919, et Goupil, Laval, 1919, 61 p. in-8°.

Le jeune Piron fit ses études au Prytanée militaire de La Flèche et y cueillit quelques lauriers. Les traditions héréditaires l'ayant poussé vers la médecine, il fut attaché en 1809, dès l'âge de seize ans, tant au service médical du Prytanée qu'à celui de l'Hôpital de La Flèche, où les chirurgiens Renou (1), et son parent Boucher (2), lui enseignèrent les rudiments de leur art.

Ces leçons ne furent point infructueuses, puisqu'elles valurent au débutant la dispense de six inscriptions, quand il se mit en 1811 sur les bancs de l'Ecole de Médecine de Paris. Il eut pour maîtres ou protecteurs Roux et Boyer, Dupuytren et Dubois, Landré-Beauvais et Lerminier, Marjolin, Portal, Hallé, Chomel et Jeanroy. Le 23 avril 1814, il présentait à la Faculté, pour l'obtention du laurier doctoral, une *Dissertation sur les crises et les jours critiques* (3). Il la dédiait, selon la coutume d'une époque où l'expression des sentiments n'admettait que le superlatif, «au meilleur des pères» et «à la plus tendre des mères».

Ce travail est d'ailleurs complètement dépourvu d'originalité : simple exposé de la doctrine des *crises* d'après Hippocrate et Galien, et sans l'ombre d'une appréciation personnelle, il se termine, selon l'usage, par une dizaine d'*aphorismes* empruntés au Père de la Médecine.

Piron s'installa à Paris, 21, quai Voltaire, et con-

(1) Pierre Renou, né à Angers, reçu maître en chirurgie à Angers le 20 février 1786 (lettres signées Garnier Lagrée, lieutenant, Lachaise, prévôt, Bretaut greffier), exerça pendant douze ans à Vilvelque, puis vint se fixer à La Flèche vers la fin de la Révolution (Cf. Arch. nationales, BB[1] 209 Sarthe, et *Dictionnaire des médecins, chirurgiens et pharmaciens français légalement reçus*, Paris, an X, in-8°.)

(2) Charles-Pierre-Augustin Boucher, né à Montbazon, de Charles Boucher et de Geneviève Farcy, baptisé le 28 juillet 1742, fut d'abord chirurgien major des carabiniers, puis reçu maître en chirurgie à La Flèche, le 12 février 1767 (Lettres signées Drouault, Farcy, Lépine). Chirurgien inoculateur de l'Ecole royale militaire de La Flèche, il fut nommé en 1789, correspondant de l'Académie royale de chirurgie, et plus tard correspondant de la Société de médecine de Paris (? d'après Candé). Il mourut à La Flèche, rue Basse, le 21 octobre 1812.

(Cf. Candé, *Charles-P.-A. Boucher, chirurgien fléchois*, 1742-1812, Les Annales fléchoises, 1912, fasc. 66, 67, 68.)

(3) Paris, Impr. Didot jeune, 1814, 18 p. in-4°. Le diplôme doctoral de Piron est daté du 6 septembre 1814.

suma ses loisirs de débutant dans la fréquentation des Sociétés savantes et l'exercice d'une philanthropie peu lucrative. Admis le 7 avril 1815 dans les rangs de la Société de Médecine pratique, sur la présentation de Chaussier (1), il entrait le 7 janvier 1817, au Cercle médical, ci-devant Académie de Médecine de Paris (2). D'autre part, un arrêté du Bureau de charité du Xe arrondissement l'appelait en 1817, à « donner des soins gratuits aux pauvres » (3) ; enfin, en 1820, il était nommé chirurgien-adjoint du 5e dispensaire de la Société philanthropique, en attendant d'y succéder en 1822, comme titulaire, à Marjolin. Ces fonctions lui avaient ouvert, dès le 14 août 1820, les portes de la *Réunion médicale des dispensaires de la Société philanthropique de Paris* (4).

Notre homme trouva bientôt dans les carrières administratives des avantages plus appréciables : entré dans le service pénitentiaire en 1818 comme médecin de Sainte-Pélagie (5), il en devenait, en 1826, médecin honoraire, pour succéder à feu le Dr Dosmont, en qualité d'adjoint au chirurgien en chef des prisons (6). En 1827, un arrêté du ministre de l'Intérieur le nommait inspecteur-adjoint des bains de Luxeuil (7). Mais Piron refusa une mission qui l'éloignait de Paris.

Sa situation professionnelle était devenue assez

(1) Dipl. de membre associé résident du 7 avril 1815, signé Chaussier, président, Giraudy, secr. perpétuel. Les séances avaient lieu à l'Oratoire.

(2) Dipl. de membre résidant, du 16 janvier 1817, signé Fouquier, président, Portal, vice-prés. — (Cf. R. Pichevin, *La première Académie de Médecine de Paris* (1804-1819), Bull. de la Société française d'Histoire de la médecine, t. XII, 1913, p. 196-231.)

(3) Arrêté du 16 avril 1817.

(4) Dipl. du 14 août 1820, signé Tatti (?), prés., Guilbert, secr. général, Bourgeoise, trésorier.

(5) Arrêté du préfet de la Seine, de Chabrol, du 9 octobre 1818. — Piron succédait au Dr Léveillé, avec 1200 fr. de traitement.

(6) Arrêté du conseiller d'Etat préfet de la Seine Delavau, du 24 mars 1826. Le traitement était de 1000 fr.

(7) Arrêté du ministre Corbière, rendu le 14 mars 1827 sur la proposition du préfet de la Haute-Saône, conformément à l'art. 3 de l'ordonnance du 18 juin 1823 sur les eaux minérales.

brillante (1) : l'appui d'un vieux médecin du Xe arrondissement, le Dr Marquais, l'avait poussé dans le monde, et, dès 1820, notre débutant comptait une assez belle clientèle dans la Société du faubourg St-Germain.

Le vicomte de la Bourdonnaye ne dédaignait point de se déclarer, « avec un parfait attachement », son « très humble et obéissant serviteur », et joignait au montant de ses honoraires, en « témoignage de [sa] reconnaissance », une « bagatelle » qui avait bien son prix. Piron avait ses entrées chez les Saint-Aldegonde et chez la duchesse de Charost ; il soignait leur sœur et belle-sœur, la comtesse de Béarn, Pauline de Tourzel ; et sa fille Alix, et son fils Hector. Piron était devenu l'homme de confiance de la famille : lorsqu'Hector de Béarn partit, en 1828, pour suivre, en qualité d'attaché militaire à l'état-major moscovite, les opérations de la guerre turco-russe, c'est à sa sollicitude qu'il abandonna sa mère et ses enfants (2).

Et quand une maladie de la comtesse de Béarn retenait à son chevet sa fille Alix, c'est Piron qui recevait les confidences alarmées de la duchesse de Tourzel douairière (3), toute affairée d'excuser auprès de « Madame la Dauphine », l'absence de sa dame d'honneur ! (4)

(1) Piron figure sur l'*Almanach Royal* de 1830 en qualité de médecin consultant du collège Sainte-Barbe (p. 859).

(2) Le comte Louis-Hector de Béarn fut décoré par le tzar Nicolas Ier, de la croix de Saint-Wladimir pour sa conduite à l'assaut de Varna. La guerre terminée, il s'attarda quelque temps en Russie. Le 15 février 1830, il écrivait de Pétersbourg au docteur Piron : « Je viens de faire à Moscou un voyage qui m'a fort intéressé. Depuis, nous sommes ici dans les fêtes et dans les bals qui pleuvent de tous côtés. Les ambassadeurs Turcs qui sont arrivés, assistent à tout cela avec un étonnement et une curiosité bien concevables. Je vous avoue que pour ma part je soupire après la fin de toutes ces joies qui n'en sont pas pour moi. Je désire le Carême qui verra peut être nos adieux à ce pays que j'aime certainement, mais que j'aimerais encore mieux voir d'un peu plus loin. L'Empereur est cependant plein de bontés pour nous. Il n'est occasion de nous faire une amabilité qu'il ne saisisse avec empressement ; demain encore il nous donne à dîner et à tout ceux qui ont fait la campagne avec lui. »

(3) Louise-Elisabeth-Félicité-Françoise-Armande-Anne-Marie-Jeanne-Joséphine de Croy d'Havré, duchesse de Tourzel (1749-1832).

(4) « Au mariage d'Alix, ma fille, dit la comtesse de Béarn [Madame la Dauphine], me donna une nouvelle marque de cette bonté : quoique le

Quelque flatteuse que fût la clientèle des douairières, elle était un peu solennelle et nécessitait quelque diversion : en 1823, une place de médecin s'étant trouvée disponible au théâtre de l'Opéra-Comique, Piron fit appuyer sa candidature dans les bureaux de la Maison du Roi et Monseigneur le duc d'Aumont, premier gentilhomme de la Chambre daigna, en termes tout empreints des traditions de l'ancien régime, lui accorder l'investiture.

Nous, Duc d'Aumont, Pair de France, Premier Gentilhomme de la Chambre du Roi, Lieutenant Général de ses armées, Gouverneur de la Ve Division militaire, chevalier Commandeur des Ordres du Roi, etc., etc.

D'après le rapport qui nous a été fait par le Conseil d'Administration du Théâtre Royal de l'Opéra-Comique sur la mort du Sieur Gault qui laisse vacante une place de Médecin dudit Théâtre.

Vu les titres des divers Candidats qui se sont mis sur les rangs, considérant que le Sieur Camille Piron a des droits qui militent en sa faveur, puisque depuis plusieurs années il remplit avec zèle les fonctions de médecin du Théâtre quoique depuis 1823, il ait cessé d'en avoir le titre par suite d'une réforme qui a eu lieu parmi les médecins attachés au théâtre à l'époque où la Commission Royale administrait l'Opéra-Comique, avons arrêté et arrêtons ce qui suit :

ARTICLE PREMIER

Le Sieur Camille Piron médecin des prisons du département de la Seine est nommé l'un des médecins du Théâtre Royal de l'Opéra-Comique.

ARTICLE 2

Le Directeur est chargé de l'exécution du présent arrêté dont ampliation a été adressée par nous au Sieur Camille Piron.

Donné à Paris, le 8 février 1828.

Le Duc d'AUMONT.

nombre de ses dames fût fixé et complet, elle donna une place à ma fille. En m'annonçant cette grâce elle me dit que ma fille me suppléerait toutes les fois que j'en sentirais le besoin. » (Comtesse de Béarn, *Souvenirs de quarante ans, 1789-1830*, nouvelle édition annotée par la comtesse de Béarn, Paris, Sarlit, 1868, in-8°, p. 232-233). — Alix de Béarn, avait épousé le comte de Villefranche.

II

On sait quel triste réveil attendait cette Société joyeuse qui, la veille encore, dansait de si bon cœur sur le volcan. Pendant les « trois glorieuses », le Dr Piron courut où le devoir l'appelait. Quelques polytechniciens, tout noirs encore du feu des barricades, ainsi que le professeur Roux, se portèrent garants de son zèle (1) : et la Monarchie libérale ne se montra point ingrate.

Précisément, l'un des protecteurs de Piron, le Maréchal Soult, venait d'arriver au ministère; et notre homme l'ayant fait pressentir au sujet de quelques places vacantes dans le service médical de l'Ecole polytechnique, reçut un beau jour cette encourageante missive (2).

MINISTÈRE DE LA GUERRE
—
CABINET DU MINISTRE
—

Paris, 26 novembre

MONSIEUR,

Il est probable que les médecins actuellement à l'Ecole polytechnique vont être remplacés. Il ne doit d'abord en rester qu'un à la fois médecin et chirurgien, et M. Gautier de Claubry qui occupait cet emploi est si mal vu des élèves qu'il ne pourra vraisemblablement pas y rester. Pour vous y nom-

(1) « Je soussigné, chirurgien en chef adjoint de l'hôpital de la Charité, professeur à la Faculté de médecine, etc., certifie qu'il est à ma connaissance que Monsieur le Docteur Piron, après m'avoir secondé audit hôpital de la Charité pendant la journée du 28 et celle du 29 juillet, s'est transporté avec d'autres personnes dans les ambulances voisines de Saint-Germaih l'Auxerrois pour donner des soins aux blessés.

Paris, le 5 août 1830.

P.-J. ROUX.

« Nous, soussignés, élèves de l'Ecole polytechnique certifions que le Docteur Piron s'est, dans les journées de trouble porté avec tout le zèle possible dans toutes les ambulances où son secours a été réclamé.

Ce 7 août 1830.

SOLIGNAC. L. SUSANE, FERRI PISANI.

Blessé à la caserne de Babylone, j'ai été dès le jour même et suis encore soigné par le Docteur Piron, avec le plus grand zèle.

E. DOUVRIER,
Élève de l'École polytechnique. »

(Documents d'archives particulières).

(2) Piron habitait alors 26, rue des Saints-Pères.

mer, vous devez d'abord être proposé par le conseil de l'École qui présente deux candidats au Ministre. Je viens d'en parler à M. Arago qui exercera son influence pour vous faire proposer. Mais il faut pour cela que vous fassiez une demande formelle au conseil de l'école en l'adressant au commandant supérieur à l'école. Je ne sais si vous réunissez les deux qualités de médecin et de chirurgien exigées par l'ordonnance, mais vous devez en faire mention. Quand vous aurez été proposé, je ne pense pas que ce soit ici que vous rencontriez des difficultés. Je m'en félicite d'avance et vous prie d'agréer, Monsieur, l'assurance de tout mon attachement.

Votre dévoué serviteur,

M. D. de Dalmatie (1).

Piron fit les démarches nécessaires, et le maréchal-duc tint sa parole : le 25 décembre 1830, une décision ministérielle l'appelait au poste de médecin-chirurgien à l'École Polytechnique (2). Du coup, Piron fut pris d'ambitions plus martiales : au mois de janvier 1833, il demandait à figurer sur l'*Annuaire* au nombre des officiers du Corps de santé militaire. Le Conseil de santé, saisi, déclara le 13 février 1833 que l'article 25 du règlement du 1er avril 1831 sur l'avancement, interdisait l'abord de cette carrière par les grades supérieurs ; que le requérant n'avait reçu qu'une commission pour assurer, comme médecin ordinaire, le service de l'École polytechnique sans que cette décision l'incorporât au corps de santé dont il n'avait jamais fait partie. Il conclut que Piron n'avait aucun « droit à prendre rang dans le corps des officiers de santé de l'armée ni à être porté à ce titre dans l'Annuaire. »

Cependant, sur la proposition du ministre des travaux publics d'Argout, Piron s'était vu décorer le 1er mai 1831 de la croix de la Légion d'honneur, au titre de chirurgien-adjoint des prisons (3). Mais cette distinction trop civile ne lui faisait sentir que plus

(1) L. a. s. (Collection particulière).

(2) Lettre d'avis du 28 décembre 1830. — Une commission conforme lui fut délivré le 23 avril 1831. Le traitement était de 3000 francs.

(3) Lettre d'avis du 10 mai. — Le brevet porte nomination du 1er mai 1831.

amèrement l'honorable distance qui sépare le militaire du simple citoyen. Or, le Dr Piron était devenu le médecin du Maréchal Soult, et le confident des alarmes maternelles de la Maréchale : c'est pourquoi il s'enhardit à redemander en mars 1834 un brevet de médecin ordinaire.

Le Conseil de santé eut beau émettre le 11 mars, un nouvel avis défavorable, et toujours basé sur les dispositions de l'ordonnance royale du 18 septembre 1824 et les art. 25 et 43 du Règlement de 1831, le ministre déclara que M. Piron, ayant été commissionné depuis trois ans avait acquis par ses services le droit d'être breveté (1) ; et que le premier brevet vacant lui serait délivré. Le 16 juillet 1834, une ordonnance royale rendue sur la proposition du maréchal comte Gérard stipulait que le Dr Piron, médecin ordinaire commissionné à l'Ecole polytechnique, était admis « dans le cadre des officiers de santé brevetés pour prendre rang dans le grade de médecin ordinaire ! (2) »

C'est ainsi que par une infraction formelle à tous les règlements en vigueur, le Dr Piron devint d'emblée médecin des hôpitaux militaires. Restait à se faire pardonner son intrusion par le service de santé des armées : ce fut un succès diplomatique. Il prit le parti de sourire, en homme du monde, à une hiérarchie tracassière et paperassière, incohérente et tâtillonne, comme on sourit, pour la désarmer, à une belle-mère acariâtre. Il mit tant de talent à n'avoir « pas d'histoires » qu'on lui passa d'être demeuré médecin tout en devenant militaire. D'ailleurs il sut garder des relations au ministère et rester du dernier bien avec les bureaux. Ces attaches, — et peut-être aussi des influences plus secrètes — firent le reste. Son avancement fut rapide : il fut promu médecin ordinaire de 1re classe le 23 novembre

(1) Décision du 6 avril 1834.

(2) Lettre d'avis du 31 juillet 1834. — Une ordonnance royale du 8 juin 1835 confirma Piron dans son grade, conformément aux art. 1er et 26 de la loi du 19 mai 1834.

1841 ; médecin principal de 2e classe le 1er avril 1842 ; officier de la Légion d'honneur, à ce titre, le 17 avril 1845 : médecin principal de 1re classe le 15 octobre 1848 ; mis en non activité pour infirmités temporaires, le 30 septembre 1854. Le 8 octobre 1854 le maréchal Magnan lui écrivait en lui annonçant cette décision : « Cette mesure qui me prive de vos bons et utiles services me cause un vif regret et je veux en vous le témoignant vous renouveler l'expression de mon estime et de mon affection. »

Piron avait été successivement attaché à l'Ecole polytechnique ; à l'hôpital militaire du Gros-Caillou (20 avril 1838) ; à l'hôpital militaire de la rue de Charonne (22 janvier 1841) ; à l'État-major général de la première division militaire (11 mai 1842) (1) avec délégation temporaire au Gros-Caillou en remplacement de Barthès et de Worms (26 mai 1848). Et la « remarquable lucidité » de ses rapports lui attirait le 9 mars 1844 les félicitations — sans rancune — du Conseil de santé des armées. Ses états de services lui attribuent 30 ans et 25 jours d'exercice, dont une campagne à l'intérieur (1851). Il était désigné comme médecin principal de 1re classe pour l'armée d'Orient (31 août 1854), quand sa mise en non activité le dispensa d'aller plus loin que le boulevard de la Madeleine (2). Il fut admis à faire valoir ses droits à la retraite — retraite appréciable de 3814 francs — le 19 janvier 1861, avec jouissance du 20 janvier 1861.

III

Dans une de ces petites biographies satiriques que les étudiants se passaient sous le manteau à l'époque de la Restauration, on lit : « Piron (*Corneille*), quai Voltaire no 21, médecin envers lequel Esculape fut loin de se montrer aussi favorable que les Muses envers

(1) Confirmé dans cette affectation par le décret du 23 mars 1852. (Lettre du ministre de la Guerre, 20 avril 1852).

(2) Piron habitait alors 17, boulevard de la Madeleine, cité Vindé.

le poète aimable et spirituel dont il porte le nom (1) ».

N'en déplaise à ce pamphlétaire, le Dr Piron n'eut pas plus à se plaindre des Muses que d'Esculape : dès 1831, il était attaché, comme médecin à l'Académie royale de Musique que dirigeait alors son confrère Véron (2) et partageait avec Deguise « la confiance de ces dames » (3). De quelle importance étaient ces fonctions, Ch. de Boigne l'a dit en termes trop piquants pour que je résiste à l'envie de les reproduire.

Sans médecine, sans médecins, il n'y a pas d'opéra possible. Chassez les médecins de l'Opéra, et l'Opéra se change en hôpital, en infirmerie : amour propre froissé, espérance déçue, cupidité ajournée, parties fines et petits soupers, le directeur subit tout, souffre tout, les recettes baissent, et il n'a pas le plus petit mot à dire, il est ruiné. Introduisez la Faculté à l'Opéra et tout change, l'or revient, ou il ne revient pas, mais il peut revenir.

M. Véron avait deviné le mal et le remède et il a traité l'Opéra autant en médecin qu'en directeur. A peine installé rue Lepelletier, il reconstitue vigoureusement, mais gratuitement, le service médical. Il crée des médecins en service ordinaire : MM. Piron, Baude, Mélic, de Guise ; à côté il crée un conseil médical, espèce de corps consultatif composé de MM. Hippolyte Royer-Collard, Adolphe Pasquier, Pariset, Blache et Andral et destiné dans les cas graves à prêter son concours au service ordinaire et à le suppléer à l'occasion...

Ce n'est point un vain titre, une sinécure que d'être médecin de l'Opéra. Les médecins de l'Opéra sont de semaine chacun leur tour. Celui qui est de semaine se rend tous les matins à l'administration. Là on lui donne le nom et l'adresse des artistes qui sont ou se disent malades. Il doit les visiter immédiatement et faire son rapport dans la journée...

Les grands premiers sujets n'ont jamais rien à démêler avec la médecine officielle du théâtre... Il n'en est pas de même avec

(1) *Biographie des médecins français vivants et des professeurs des Ecoles* par un de leurs confrères, Paris, chez les marchands de nouveautés, au Palais Royal, 1826, in-32°, p. 102. — L'auteur commet une erreur en attribuant à Piron le prénom de *Corneille*.

(2) A dater du 12 août 1831. — Piron fut confirmé et maintenu au nombre des huit médecins de l'Opéra, par arrêté du Ministre de l'Intérieur Persigny en date du 26 février 1852.

(3) Dr L. Véron, *Mémoires d'un bourgeois de Paris*, t. III, Paris, G. de Gonet, 1854, in-8°, chap. VIII, p. 336.

les artistes subalternes, avec le corps de ballet surtout, section des femmes ; on remarque même que plus ces demoiselles sont jeunes et jolies plus elles donnent d'occupation aux médecins. Les mauvaises langues ne prétendent-elles pas que plus d'une fois des sirènes de la danse se sont fait payer à souper le soir par le même docteur qui leur avait délivré le matin un certificat de maladie ?

Après ses visites et ses rapports du matin, le médecin de semaine n'a encore rempli que la moitié de ses fonctions. Les soirs de représentation il doit être dans la salle au lever du rideau et ne quitter son poste que le dernier. Survient-il une indigestion ? — et il en survient souvent — il prodigue ses soins et au besoin pratique une saignée. . à un corset trop juste et trop serré. Sur la scène, les indispositions subites sont rares ; cependant un courant d'air, un clou oublié, une trappe mal fermée, il n'en faut pas davantage pour enrouer tout à coup un gosier de vingt mille francs, pour blesser un précieux petit pied. Mais les affections les plus ordinaires sont des affections morales et proviennent presque toutes des mêmes causes. Si par hasard Isabelle se trouve mal tout à coup, c'est qu'Alice aura été rappelée avec transport. Est-ce au contraire le tour d'Alice de tomber en syncope, pariez hardiment qu'il sera parti de l'orchestre ou un *chut* à son adresse, ou un bouquet à l'adresse d'Isabelle (1).

Outre les coulisses de l'Opéra, Piron continuait de fréquenter celles de l'Opéra-Comique. En 1841, à la réorganisation du service médical de ce dernier établissement, il fut maintenu avec ses confrères Broussais, Henri aîné, Henri de Saint-Arnould, Guillon, Cisset, Boucher-Duga, Boutin, Roussel et Lalourcey, dans le Comité de dix docteurs de la Faculté de Paris chargés d'assurer la police sanitaire du personnel (2). Enfin, en 1853, la faveur de M. de Persigny lui procurait le même emploi au Théâtre Italien (3), dont il devenait en 1855, médecin consul-

(1) Ch. de Boigne, *Petits mémoires de l'Opéra*, Paris, Librairie nouvelle, 1857, 368 p. in-12, p. 271-273.

(2) Ces médecins devaient se rendre, à la réquisition du directeur ou du régisseur, auprès des artistes pour juger de la sincérité de leurs allégations et de la durée de leur indisponibilité. En outre deux d'entre eux devaient assurer chaque semaine et tour à tour le service d'urgence pendant la représentation.

(3) Arrêté du ministre de l'Intérieur du 5 janvier 1853.

tant (1). En 1861, déférant à son désir, le Directeur de l'Académie Impériale de Musique le nommait médecin honoraire d'une scène à laquelle il appartenait depuis 1831. Trente ans de théâtre ! « J'espère, lui disait-il, que restant attaché au corps médical de l'Opéra dont vous êtes le doyen, vous voudrez bien encore dans des circonstances exceptionnelles, m'aider de vos lumières et de l'autorité de votre expérience (2). »

Ainsi les années coulaient-elles insensiblement pour le Dr Piron, entre les feux de la rampe et les salons à la mode ; tous les mardis son couvert était mis chez Mademoiselle Mars (3) ; plus tard, il fréquentait chez Madame Roger de Beauvoir. Mille souvenirs d'artistes, tableaux de l'école romantique et miniatures de Cicéri pendaient aux murs de son salon ; des lithographies de Bellangé ou de Devéria s'entassaient dans ses portefeuilles avec des dessins d'Isabey ; et le compositeur Plantade lui dédiait des chansonnettes (4) ! Il avait également ses entrées dans le monde littéraire : et le 3 mai 1847, la Société des Gens de lettres, qu'avait fondée, dix ans auparavant, le journaliste Louis Desnoyers, l'accueillait parmi ses membres en acceptant son « offre généreuse » de participer à « la constitution de son service médical (5) ».

(1) Arrêté ministériel du 6 novembre 1855, confirmé le 30 septembre 1857. (Lettre du 3 octobre 1857, signée Camille Doucet).

(2) L. a. s. du 2 décembre 1861.

(3) On y rencontrait alors V. Hugo, Al. Dumas, J. Janin, Romieu, Véron, le Baron Taylor, Delacroix, P. Delaroche, le Comte et le Marquis de Mornay, etc. (Cf. Roger de Beauvoir, *Mémoires de Mademoiselle Mars, de la Comédie française*, Paris, Roux et Cassanet, 1849, 2 vol. in-8, t. I, p. 82-84).

(4) *Le retour de Pierre | ou | le Congé du Soldat, | chansonnette | mise en musique | par Charles Plantade | et dédiée à | son ami Camille Piron.* | Paris, chez Frey, éditeur, s. d.

(5) Lettre signée de Salvandy, président du Comité, 16 mai 1847. — Diplôme de Sociétaire, signé du président Viennet, daté du 16 mai 1847. — Le 26 décembre 1846 un membre avait proposé la création d'un service médical chargé de donner des soins gratuits aux sociétaires pour qui le Comité les solliciterait. Un rapport conforme fut présenté le 3 mai 1847. On nomma seize médecins, dont Caffe, Cerise, Descroizilles, Jobert de Lamballe, Th. Roussel, Fleury, Ricord, Vernois, Richelot. Le 10 mai 1847, on leur adjoignit Amussat, Boyer, Labarraque et Trousseau. (Ed. Montagne, *Histoire de la Société des gens de lettres*, Paris, Libr. mondaine (Bœswillwald), s. d., gr. in-8, p. 61).

IV

Sous la Monarchie de Juillet et sous le Second Empire, le Dr Piron continua le cours de ses succès professionnels. Il incarnait un type que la versatilité contemporaine a fait bien rare, celui du « médecin de la famille ». La clientèle aristocratique de l'époque se montrait infiniment plus fidèle, et moins distante, et moins dédaigneuse que maint hobereau de nos jours ; d'une génération à l'autre, le médecin demeurait le confident, le commensal et l'ami. Piron allait s'asseoir, à Colombes, à la table du Pr Roux; on l'accablait de ces cadeaux, petits ou gros, qui entretiennent l'amitié..., et n'excluent pas les honoraires. C'est un point que n'omettaient, ni le vicomte de Montesquiou ni Eugène de Saint-Sulpice ; le marquis de Mornay l'appelait « mon ami », et la marquise « cher et aimable docteur ». De semblables relations peuvent mener très loin : elles entraînèrent Piron jusqu'à Rome!

Médecin de la famille de Béarn, Piron entra dans la famille de Broglie — le jour où Jacques-Victor-Albert, duc de Broglie, épousa Pauline Eléonore de Galard, fille du comte de Béarn. Le duc venait d'être nommé premier sécrétaire d'ambassade à Rome, sous les ordres de Rossi. Et lorsque la duchesse, — alors enceinte — dut gagner la ville éternelle, c'est sous l'escorte attentive et prudente du Dr Piron qu'elle fit le voyage (1). Ils arrivèrent à temps pour assister à l'intronisation de Pie IX et pour entendre les acclamations formidables qui saluèrent l'avènement du nouveau pape. Notre touriste conserva de ces fêtes un souvenir inoubliable. En vain le pressa-t-on de rester : « Combien, disaient ses hôtes, vous nous manquerez au grand moment! » Mais le docteur ne pouvait s'attarder : et il regagna Paris avec mis-

(1) Piron connaissait déjà l'Italie : le 14 septembre 1844, il s'était embarqué à Marseille sur la *Marie-Antoinette*, à destination de Gênes et Livourne, pour gagner Pise, Florence, Bologne, Ferrare, Rovigo, Venise, et de là rentrer en France par Milan et Genève.

sion de découvrir, et d'envoyer à sa cliente, en temps utile, une sage-femme de confiance : le 30 octobre 1846, naissait Louis-Alphonse-Victor, futur prince de Broglie.

De retour en France, Piron se hâta de rassurer le comte de Béarn au sujet de sa fille, et de le mettre au courant des péripéties de sa mission. Le comte était alors au château de la Rochebeaucourt, en Périgord, et, tout en remerciant son correspondant, lui disait : « Nous sommes ici dans le grand mouvement électoral, et j'assiste avec dégoût à cette cuisine qui n'est pas plus belle à voir de près que celle où cuisent nos côtelettes. Je trouve que le dindon truffé et le député peuvent avoir leur mérite, mais il ne fait bon les voir que tout rôtis et servis chaud (1) ».

Cette affectueuse intimité entre Piron et la famille de Béarn ne se démentit jamais; au cours des vicissitudes de sa carrière diplomatique, le comte de Béarn aimait à lui en renouveler le témoignage; en 1831, il l'avait appelé son « sauveur » ; en 1854, il lui disait encore : « mon vieil ami (2) ».

La pratique lui valut d'autres relations, moins brillantes, mais où le piquant de l'imprévu compensait les lacunes de la civilité : une nuit, d'un impérieux coup de sonnette, des inconnus arrachèrent notre praticien aux douceurs du sommeil : ils le jetèrent dans un fiacre, lui bandèrent les yeux et l'emmenèrent, sans mot dire, vers une mystérieuse destination. Rendu à la lumière, Piron se trouva dans une chambre où, rideaux baissés et portes closes, une femme gémissait dans les douleurs de l'enfantement; son office terminé, le médecin fut ramené chez lui avec le même cérémonial..., et trois mille francs d'honoraires. Piron soupçonnait véhémentement d'avoir opéré aux Tuileries; mais l'opposition avait propagé tant de légendes sur les orgies de César!

(1) L. a. s., de la Rochebeaucourt, 29 juillet 1846.

(2) L. a. s., de Stuttgart, 10 avril 1854.

Notre docteur, comme le régime, finit par tomber en décadence. Un moment, il s'était laissé prendre à cette illusion des joies domestiques qui séduit les hommes au déclin de leur jeunesse. Ayant cherché la dame de ses pensées, il la découvrit, fut agréé, fit sa cour : il allait se lier à tout jamais lorsqu'une répartie acariâtre échappée à la belle, lui dévoila dans quelle erreur il allait glisser. Il brisa là, et se contenta dès lors de trouver hors de chez lui cette bienveillance que les femmes accordent plus volontiers à leur médecin ou à leurs amis qu'à leur mari. Demeuré célibataire et devenu goutteux sur le tard, M. Piron se fit ermite et décida d'abriter en son pays natal les derniers jours d'une existence désormais solitaire. Après un suprême geste d'adieu à ses confrères de la Seine, sous forme d'une libérale contribution à l'œuvre de solidarité médicale (1), le Dr Piron se retira au Mans. Là, dit Ruillé, « recueillant les fruits dorés d'une [carrière] bien honorablement remplie », il partagea « ses loisirs entre des occupations littéraires et des travaux agricoles. » Parfois, une lettre d'ami lui apportait, dans la paix de sa retraite, quelques échos parisiens. La missive, tristement prophétique que l'on va lire, attestera la violence mal contenue des polémiques et la gravité des préoccupations qui agitaient alors les esprits :

« Je regrette, lui écrivait un historien dont nous tairons le nom, que vous ayez renoncé à venir à Paris cet automne. Nous nous serions pris de bec encore une bonne fois sur la politique. Il s'est passé de grandes choses cet été en Allemagne et en Italie et qui auront des conséquences sociales auxquelles on ne songe guère ici. Voilà l'Allemagne en voie de devenir une nation formidable par son territoire, elle a ses sciences, ses beaux-arts, sa belle et volumineuse littérature. Quand les peuples arrivent à la

(1) Le 28 mars 1861, le Dr Piron donna à l'Association des médecins de la Seine une somme de 500 francs, produisant 25 francs de rente perpétuelle. Le 6 avril, le président Orfila lui exprima officiellement ses remerciements.

position qu'ont les Allemands en ce moment, ils deviennent guerriers. Ce n'est pas seulement la Prusse qui a vaincu à Sadova, c'est l'ensemble du monde et des idées modernes qui ont remporté cette victoire sur l'Autriche pétrifiée par le catholicisme. Vous avouerez que nous jouons un piteux rôle en Europe en ce moment, rôle amené par l'incapacité du Bonapartisme qui tombe en dissolution.

Que sera-ce à la mort de l'empereur?

La république n'a pas de chances. La France n'est nullement républicaine avec ses congrégations religieuses, sa messe et sa confession. Au reste, le parti républicain, dans un moment donné, se retirera sur le mont sacré et laissera passer l'orage sans s'en mêler, et il fera sagement. On sait positivement que l'Italie et l'Allemagne sont unies parce qu'il y a identité d'idées et de but politiques. L'Autriche avec ses croates, ses serbes, ses hongrois à moitié barbares, est serrée comme dans un étau par l'Allemagne au nord dont elle ne fait plus parti, et par l'Italie au Sud qui ne lui pardonnera jamais sa domination plusieurs fois séculaire.

Tout ce que je vous dis là ne sont pas de mon imagination, mais se déduit de la marche des évènements par des esprits supérieurs et généralisateurs comme il y en a parmi les allemands et les italiens. Quant à nous, pauvres français, nous sommes là, l'arme au bras, tout guerriers que nous sommes, dévorés par des intrigants et la prêtraille à laquelle, je l'espère, on fera bientôt voir le tour.

Je vous écris tout cela parce que les journaux, aussi bornés qu'un sacristain, et ensuite un bâillon sur la bouche, n'en disent mot... » (1).

M. Piron, qui n'était point sacristain, ne voulut quand même rien croire; et pour ne point perdre l'optimisme souriant qui avait embelli son existence, il se hâta de mourir avant les catastrophes annoncées. Il s'éteignit au Mans le 8 janvier 1870, en sa maison

(1) L. a. s., de Paris, 23 octobre 1866.

de la rue de la Préfecture (1), à l'âge de 77 ans.

Piron possédait une propriété nommée *Les Chevêches* à Souligné-sous-Ballon ; c'est là que, perdu dans un petit cimetière de campagne, cet évadé de la vie parisienne dort son dernier sommeil (2). Il est bien fâcheux qu'il n'ait point consigné par écrit les souvenirs de près d'un demi-siècle de pratique.

Contemporain du Paris de Balzac et du Paris d'Haussmann, familier des belles dames des Tuileries et des reines du théâtre, que d'anecdotes n'aurait-il pas contées sur les héroïnes romantiques et sur les femmes du second Empire, dont M. Frédéric Loliée a voulu écrire l'histoire (3) et M. Abel Hermant la légende ! (4) J'imagine que les confidences du docteur Piron eussent égalé en intérêt les mémoires de Poumiès de la Siboutie et ceux du docteur Véron. Ils n'auraient manqué, dans tous les cas, ni de pittoresque ni d'imprévu (5).

---

(1) N° 31, aujourd'hui rue Hauréau.

(2) La stèle centrale porte, gravée au-dessous d'une couronne, cantonnée de deux branches de laurier, nouées par le ruban d'une croix d'officier de la Légion d'honneur, l'inscription suivante : AU | DOCTEUR | CAMILLE | PIRON | 8 JANVIER 1870 | DE PROFUNDIS. — De chaque côté du sarcophage central, sont inhumés le frère et la belle-sœur du médecin : EUGÈNE PIRON, 11 MAI 1861. — LUCILE CHOISNET-DUBIGNON, ÉPOUSE D'EUGÈNE PIRON, 31 MARS 1874.

(3) F. Loliée, *Les femmes du second Empire*, Paris, Juven, 1906, in-8°.

(4) Abel Hermant, *Les confidences d'une biche*, nouvelle collection illustrée, Paris, Calmann Lévy, s. d., in-8°.

(5) La Bibliothèque municipale du Mans a dû à l'intervention du Dr Piron l'offre des plans et projets de l'architecte A.-L. Lusson, conservés dans ses rayons sous la cote Sciences et Arts, 3878, 3843, 3853. — Piron fit également cadeau, au Musée archéologique du Mans, d'un lot de 28 pièces, comprenant des monnaies romaines et algériennes recueillies à Alger en 1830, à l'effigie des empereurs Trajan, Hadrien, etc. — et des médailles politiques ou maçonniques. Le 2 mars 1868, le maire Chalot-Pasquier lui en exprima ses remerciements (Cf. E. H., *Dons faits au Musée archéologique*, in *Le Messager de la Sarthe*, n° 38, 28 mars 1868). — Piron figure, à ce titre, sur la *Liste des bienfaiteurs* insérée à la p. 6 du *Catalogue du Musée archéologique du Mans*, par E. Hucher, Le Mans et Paris 1869, in-8°. — Un *Turc fumant*, par Isabey, conservé au Musée de peinture du Mans, à la Préfecture, sous le n° 189, provient également d'un don du Dr Piron.

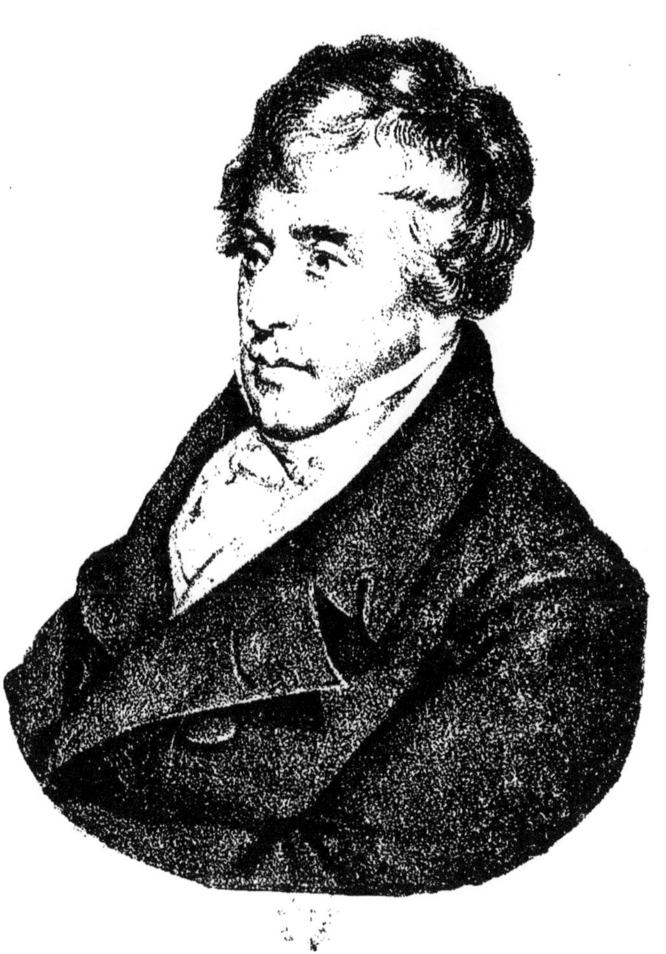

LE DOCTEUR MOREAU DE LA SARTHE

L. J. MOREAU DE LA SARTHE*

§ I. — Naissance de Moreau. — Son éducation. — Sa vie militaire. — Ses études à l'Ecole de Santé de Paris. — Il est nommé sous-bibliothécaire. — Fondation de la *Société médicale d'émulation*. — La *Société de médecine de Paris*. — Plaidoyer en faveur de la vaccine. — Moreau assiste aux cours de la *Société philomathique* et aux leçons de Cuvier. — Il entre à la *Société des observateurs de l'homme*, professe la physiologie à l'*Ecole polymathique* et l'hygiène au *Lycée républicain* (an VIII).

§ II. — Cabanis et la Société d'Auteuil. — Les médecins chez les idéologues : Pariset, Alibert, Richerand. — Cabanis

(*) Voy. sur Moreau de la Sarthe la longue notice nécrologique rédigée par son collaborateur Nicolas *in Encyclopédie méthodique* (*Médecine*), t. XIII, Paris, Vve Agasse, 1830, in-4°, art. *Moreau de la Sarthe (Louis-Jacques)*, p. 644-648. — Rabbe, Vieilh de Boisjolin et Sainte-Preuve, *Biographie universelle et portative des contemporains ou Dictionnaire historique des hommes vivants*, t. III, Paris (Levrault) et Strasbourg, 1834, in-8°, art. *Moreau de la Sarthe*, p. 685. — N. Desportes, *Bibliographie du Maine*, Le Mans, Pesche, 1844, in-8°, p. 410-411. — Gurlt et Hirsch, *Biographisches Lexikon der hervorragenden Aerzte*, t. IV, Vienne et Leipzig, Urban et Schwarzenberg, 1886, in-8°, art. Moreau, par Pagel, p. 280. — Art. *Moreau*, par Hahn, *La Grande Encyclopédie*, Paris, s. d., in-f°, t. XXIV, p. 329.

Un portrait de Moreau de la Sarthe, dessiné par Pelletier, lithographié par Duperray, a été publié dans la *Biographie et bibliographie du Maine et du Dép. de la Sarthe, faisant suite au Dictionnaire statistique*, par Pesche et Desportes, Le Mans, Monnoyer, etc. Paris, Bachelier, 1828, in-8°. — Un autre, gravé par Reymond, in-f°, dans l'Atlas des portraits du *Centenaire de la Faculté de médecine de Paris (1794-1894)*, par le Dr Corlieu, Paris, 1896. — Mautouchet (*Essai d'Iconographie mancelle*, Mamers, Fleury et Dangin, 1895, in-8°) signale (p. 73) un portrait à g., à mi-corps lithographié in-4° par Maurin.

et le sensualisme. — Moreau et la médecine morale. — Moreau et la physiognomonie. — Réédition de *Lavater*. — L'Ecole analytique et la médecine. — Influence de Condillac. — La *Nosographie philosophique* de Pinel, et la *Nosographie chirurgicale* de Richerand. — Nosologie critique de Moreau. Ses lacunes; ses mérites. — Lutte contre l'*Ecole physiologique* de Broussais. Moreau vitaliste.

§ III. — Moreau est nommé bibliothécaire de la Faculté et membre de la *Société de l'Ecole de médecine* (1808). — Il donne des répétitions d'histoire médicale. — Décadence de la Faculté impériale. — La Restauration. Moreau nommé professeur de bibliographie médicale (1815), et d'histoire de la médecine (1819). — Il entre à l'Académie de médecine (1820). — Il est destitué de sa chaire (1823). — Moreau et Madame Talma. — Moreau praticien.

§ IV. — Moreau et l'achèvement de l'*Encyclopédie méthodique*. — Moreau et l'opposition libérale. — Sa mort (1826). — Son testament, le *prix Moreau de la Sarthe*.

§ V. — Conclusion. L'œuvre et l'homme.

I

Moreau de la Sarthe est passé à côté de la gloire : il enseigna jadis l'histoire de l'art hippocratique à l'Ecole de Santé de Paris ; mais les fugitifs titulaires qui se succèdent de nos jours dans la chaire d'histoire de la médecine n'ont accordé à leur lointain prédécesseur, dans leurs leçons inaugurales, qu'une attention fort distraite. Il occupa, non sans éclat, la tribune du *Lycée* ; et c'est à peine si M. Dejob, historien de l'enseignement supérieur libre, a mentionné son nom. Il fut le disciple et l'ami de Cabanis ; mais l'érudit biographe des *Idéologues*, M. Picavet, ne le signale qu'en passant parmi les collaborateurs de la *Décade* ; et son émule, M. Guillois, ne le cite pas une seule fois parmi les commensaux du salon d'Auteuil (1). Moreau, pourtant, représente une phase intéressante dans l'évolution de la pensée médicale : l'école médico-philosophique qui fit la transition du XVIIIe au XIXe siècle. Et il nous a paru que cette figure — ou cette figurine — méritait d'être évoquée.

Louis-Jacques Moreau, dit Moreau de la Sarthe, naquit à Montfort-le-Rotrou, le 24 janvier 1771 (2). Il fit ses humanités au Collège des Oratoriens du Mans, qui pendant plus d'un siècle et demi eurent l'honneur de former aux bonnes lettres presque toute la jeunesse de la province (3). Après quoi, hésitant sur sa voie, il s'appliqua, deux années durant, aux études classiques et aux sciences naturelles.

Le jeune homme allait passer une partie de ses vacances chez une de ses tantes, nièce et héritière désignée du bailli des justices seigneuriales de Dangeul et de Nouans. L'oncle était fort pieux et la nièce confite en dévotion ; c'est pourquoi tous les curés des environs se donnaient rendez-vous

(1) *Chaire d'histoire de la médecine. Leçon d'ouverture de M. Gilbert Ballet.* La France médicale, 25 mars 1908, p. 106-107, — Ch. Dejob, *L'instruction publique en France et en Italie au* XIXe *siècle.* Paris, A. Colin, S d., 455 p. in-18, p. 423. — Fr. Picavet, *Les Idéologues*, Paris, Alcan, 1891, XII-628 p. in-8°, p. 88.— A. Guillois, *Le salon de Madame Helvétius, Cabanis et les Idéologues*, Paris, Calman-Lévy, 1894, IV-340 p. in-18.

(2) « Le vingt-quatrième jour de janvier mil sept cent soixante et onze nous vicaire de cette paroisse sous signé avons baptisé un garçon né de ce jour du légitime mariage de sieur Louis Moreau bourgeois et de demoiselle Françoise Georget, le parrain a été le sieur Jacques-Amant le Roy notaire royal et procureur fiscal de la paroisse de Vibraye, la marraine a été demoiselle Magdelaine-Françoise Georget de la paroisse de Saint-Martin de Dangeul qui l'ont nommé Louis-Jacques-François et ont signé avec nous requis suivant l'ordonnance.

Signés : Md Georget, Le Roy, Moreau L., Poirier, vic. »

(Etat civil de Montfort-le-Rotrou (Sarthe), Reg. 1761-80, année 1771, f° 2, v°).

(3) Faut-il l'identifier à ce Charles (?) Louis Moreau, cité (1783-88) au nombre des lauréats du Collège par Rebut ? (Rebut, *Répertoire alphabétique des Lauréats du Collège-Séminaire de l'Oratoire du Mans de* 1729 *à* 1791. Bull. Soc. agr. Sc. et Arts de la Sarthe, t. XXXIX, 1903-04, p. 119), et qui, entré en sixième sur la fin de 1782, obtint en rhétorique (1787-88) un accessit d'amplification française auquel sa carrière littéraire ne donna certes pas de démenti ? — *(Acta Collegii Seminarii Cenomanensis Sacerdotum Oratorii Jesu...,* Reg. in-f°, 1780-91, f°s 24-41. Bibl. du Lycée du Mans.)

à sa table, si bien qu'il échappait à la bonne dame de dire, au cours de la conversation : « Nous autres prêtres... » On conçoit que son neveu ait eu quelque temps, la velléité de prendre le petit collet et d'entrer à l'Oratoire. Mais les Muses ne tardèrent point à faire tort à Saint-Thomas, au point que le jeune Moreau, certain jour, offrit aux convives de sa protectrice la primeur de ses vers. Comme on était au dessert, ils furent déclarés excellents.

L'abbé Besnard, alors curé de Nouans, était au nombre des invités. Le repas fini, il prit à part notre rimeur et lui fit observer que la poésie menait plus souvent à l'hôpital qu'à la fortune, et n'offrait point une carrière recommandable à qui doit faire son chemin dans la vie. L'auteur y réfléchit cette nuit-là, s'en fut, le lendemain, trouver l'abbé, et, après un long entretien, résolut, comme on disait alors, de sacrifier au Dieu d'Epidaure (1).

La tante, informée de sa décision soupira en songeant que son filleul et neveu ne porterait point le petit collet. Mais elle promit d'ouvrir sa bourse, ce qui était l'essentiel, M. Moreau père étant peu fortuné. Aussi bien, l'influence des idées nouvelles, qui n'allait pas tarder à transformer l'abbé Besnard en curé constitutionnel, eût fait de son disciple un séminariste sans conviction, si j'en juge par les plaisanteries de mauvais goût qu'il se permit sur l'influence eugénétique des moines de Citeaux (2) et l'opinion véhémente qu'il manifesta plus tard à l'égard « des rêveries et des absurdités théologiques » (3). Au reste, le Dr Nicolas, son biographe, nous apprend que son imagination très vive « ne pouvait qu'applaudir à cet élan de tout un peuple vers la liberté » (4). Et le patriote Moreau, après quelques mois d'apprentissage

(1) *Souvenirs d'un nonagénaire, Mémoires de François-Yves Besnard*, publ. par Cél. Port, Paris, Angers, Le Mans, 2 vol. in-8°, t. II, p. 300-301.

(2) *L'art de connaître les hommes*, par Lavater, Ed., de 1820, p. 189, note.

(3) Moreau, *Eloge* de Vicq d'Azyr, p. 11.

(4) Nicolas, *loc. cit.*, p. 645.

chez un chirurgien du Mans, s'embarqua pour la capitale le 29 septembre 1791.

Il étudia pendant deux ans, suivant, entre temps (1792) les cours d'anatomie comparée que Philippe Pinel donnait alors à la Société d'histoire naturelle (1); puis il s'en alla guerroyer comme chirurgien militaire de 3e classe. Il semble que les hasards de la campagne l'aient amené du côté de la Suisse. Il fut également employé aux armées de la Vendée, et finit par trouver un poste dans les hôpitaux militaires de Nantes (2). La situation était tragique : chez les 2000 détenus entassés dans l'entrepôt, une épidémie se déclara, qui gagna les autres geôles et les lazarets. De vendémiaire à brumaire an III, le typhus fit rage. 13 membres de la Commission de salubrité furent atteints, et Moreau parmi eux. Pour comble de malchance, un accident professionnel le laissa infirme de la main droite, et provoqua sa mise en réforme.

Rendu à la Science, Moreau obtint du district du Mans d'être envoyé à l'Ecole de Santé de Paris comme *élève de la Patrie*. Entré en ventôse an III, il en sortit en frimaire an V, et avec la note *médiocre* (3). L'Ecole venait de se reconstituer sur les débris de la vieille Faculté. Chaussier, Ant. Dubois, Fourcroy, Hallé, Pelletan, Corvisart en illustraient les chaires ; mais on n'y donnait alors qu'un enseignement hâtif et fiévreux, destiné surtout à pourvoir d'officiers de santé les cadres sans cesse décimés des armées de la République.

Moreau était alors moins qu'un docteur, mais plus qu'un élève. Vers la fin de 1795, il avait retrouvé dans la capitale son ancien mentor Yves Besnard, lequel ayant jeté le froc aux orties s'occupait alors de solliciter pour la bibliothèque du Mans une partie des

(1) *Décade philosophique*, n° 26, 20 prairial an IX, p. 467, note.

(2) Moreau relate au t. XI de l'*Encycl. méth.*, art. *Passions*, p. 432-433, la cure qu'il réussit en 1795, dans cet hôpital, sur un soldat atteint de mélancolie nostalgique, par le traitement moral.

(3) Prévost, *Les études médicales sous le Directoire et le Consulat*, Paris, Champion, 1907, gr. in-4° (Bibl. hist. de la France médicale), p. 10.

ouvrages saisis chez les ci-devant et entreposés aux Cordeliers (1). Besnard, fort lié avec La Réveillère-Lepeaux, qui venait d'être élu membre du Directoire, lui recommanda son jeune compatriote et Moreau fut nommé (an IV) sous-bibliothécaire à l'Ecole de Santé, en remplacement du citoyen Pariset, démissionnaire. La place lui valait le logement et 2.000 livres d'appointements (en assignats), sans compter l'amitié du bibliothécaire en chef Süe, fort profitable à un aspirant érudit ; et, ce qui était plus précieux encore à l'époque, une ration de vivres délivrée par la Maison Scipion ! (2).

Un arrêté ministériel du 3 frimaire an VI ayant autorisé les réceptions à titre provisoire, Moreau en excipa pour présenter, avec succès, le 24 vendémiaire an XI sa dissertation inaugurale. Plus tard, il échangea son certificat de capacité du 2 floréal an XI contre un diplôme en bonne forme du 2 prairial an XII. Ainsi réalisait-il, à l'âge de 32 ans, en la douzième année de la République une et indivisible, les projets ébauchés sous le patronage de M. l'abbé Besnard au temps de Louis le Bien aimé.

En ce temps-là, les Sociétés savantes, dispersées par la tourmente révolutionnaire, tâchaient à se reconstituer, et les survivants du vieux monde médical se mêlaient sur leurs bancs aux représentants du monde nouveau. En l'an IV, quelques élèves de l'Ecole de Santé se groupèrent autour de Dupuytren, de Bichat et de Moreau pour former la *Société médicale d'émulation*. Ils inaugurèrent leurs travaux le 5 messidor an IV. Notre Sarthois eut l'honneur d'offrir en sa Chartreuse un asile aux premières réunions de la nouvelle Académie qui trouva par la suite à l'Ecole de Médecine un local plus imposant (3). Là s'assemblaient Alibert, Bretonneau, Burdin, Cou-

(1) Besnard (*loc. cit.*, p. 300, note) dit 1794. — Il est probable qu'il s'agit de 1795, époque où Moreau était sur les bancs de l'Ecole de Santé.

(2) Prévost, *L'Ecole de Santé de Paris*, 1794-1809 (Paris) (Bibl. hist. de la France médicale), 1901, in-8°, p. 52.

(3) Moreau, art. *Paris (Ecole de Médecine de Paris)*, Encycl. méth., Médecine, t. XI, p. 353.

tanceau, Husson, Richerand, Renauldin, et c'est à cette tribune que Bichat apporta ses premiers mémoires d'anatomie générale. A ces *jeunes*, Pinel, Cabanis et Fourcroy accordaient leur patronage, sans trop s'offusquer de voisiner, sur la liste des membres d'honneur, avec un ci-devant médecin de Cour, introduit là par déférence, Portal.

L'an IV vit également naître la Société de Santé de Paris, qui, baptisée Société de Médecine le 27 pluviôse an V, accueillait au Louvre dans un local prêté par le Lycée des Arts, les débris de la Société Royale de Médecine et de l'Académie de chirurgie : Baudelocque, Bottentuit, Bouillon-Lagrange, les Brasdor père et fils, Cadet de Vaux, les frères Süe, Hallé, etc. En collaboration avec Burdin, Moreau composa des matériaux accumulés lors de son passage aux armées, un mémoire sur *la gangrène humide des hôpitaux* (1). Un rapport favorable de Fourcroy, Heurteloup et Petit (2) ouvrit aux auteurs, en pluviôse an V, les portes de cette compagnie. Moreau en fut le collaborateur assidu, non seulement par des travaux originaux, comme ses *Fragments d'une topographie physique et médicale de Nantes*, mais encore par d'innombrables extraits ou analyses des ouvrages d'actualité.

C'est à la cinquième séance publique de cette Société que Moreau lut des *Réflexions philosophiques et médicales sur l'Emile.* Sans ménager au philosophe de Genève le tribut de sa gratitude et de sa vénération, il ne laissa point de critiquer ses opinions erronées et systématiques touchant l'obligation de l'allaitement maternel, l'usage des bains froids dans l'enfance, les méfaits de la médecine en général, et de l'inoculation en particulier : « O J. Jacques, s'écriait notre orateur, ... répandre et populariser les vérités les plus utiles, détruire les entraves du maillot, rompre ces chaînes dont une prévoyance gothique et barbare faisait garotter l'enfant dans son berceau ;

(1) Lu le 28 brum. an V.

(2) Du 12 niv. an V.

enfin rendre et aux plaisirs et au bonheur la première saison de la vie toute entière, tel fut ton ouvrage. Mais pourquoi des erreurs et des paradoxes si funestes déparent-ils plusieurs pages de ton livre immortel, et comment l'esprit de méthode et de philosophie a-t-il pu te permettre d'employer les formes d'un style persuasif et impérieux en traitant des questions et un sujet qu'il fallait éclaircir par le moyen d'une science contre laquelle tu rassemblas sans la connaître les traits usés de l'épigramme et de la satyre ? (1). »

Pour compléter sa démonstration, Moreau prouva que Jean-Jacques n'avait rien innové, n'en voulant d'autre preuve qu'une éloquente adjuration d'Aulu-Gelle aux dames romaines, en ses *Nuits attiques*.

La question de la vaccine était alors à l'ordre du jour. Un Comité central de vaccine, où siégeaient Thouret, Guillotin, Le Roux, Husson, Jadelot, en relation avec des Comités provinciaux, avait la haute main sur la propagande jennérienne. En l'an IX, le Préfet de la Seine fonda à l'angle de la rue Serpente et de la rue du Battoir Saint-André-des-Arts un Hospice central d'inoculation de la vaccine (2), à l'usage du Comité. Le 14 germinal an XII un arrêté du Ministre de l'Intérieur voulut grouper autour de cet état-major, toutes les bonnes volontés disponibles en créant la *Société pour l'extinction de la petite vérole en France par la propagation de la vaccine*. Pour collaborer à cette œuvre de salubrité publique, la Société de Médecine du Louvre constitua dans son sein une Commission de Vaccine à laquelle Moreau fut adjoint. N'avait-il pas jadis, en veine d'apostolat, exposé à l'usage des mamans récalcitrantes et des inoculateurs attardés les bienfaits de la méthode nouvelle ? « Plongé dans les ondes du Styx, écrivait-il, Achille y devint invulnérable. Changé d'une manière non moins heureuse par les symptômes d'une véri-

(1) *Réflexions*, p. 5-6.

(2) Cf. *Plans des hôpitaux et hospices civils de la ville de Paris*, levés par ordre du Conseil général d'administration de ces Etablissements, Paris, 1820, gr. in-4°, n° 25.

table vaccine, l'enfant qui n'avait pas eu la petite vérole peut dès lors être impunément exposé aux causes de cette maladie et braver un des plus cruels ennemis qui assiégeoient son berceau (1). »

Le plaidoyer de Moreau se présente sous la forme d'un dialogue entre un jeune philosophe vaccinophile et une vieille dame vaccinophobe, et qui tremble pour ses petits-enfants. Le harangueur étant bavard comme un philosophe, j'épargne au lecteur la profusion de ses arguments, pour arriver au résultat : le jeune Félix et la tendre Honorine furent vaccinés.

Quels que fûssent les avantages de la méthode jennérienne, il se trouvait encore, même au sein de la Société de Médecine, quelques réfractaires que leur intérêt ou leur méfiance à l'égard d'un « virus inconnu » rattachaient aux anciennes pratiques. De ce nombre était le Dr Desessartz.

« Un enfant, dit notre homme, appartenant au citoyen Moreau, rue Saint-André-des-Arts, devoit être vacciné. On consulte le citoyen Désessarts sur cet objet. Le citoyen Désessarts avoit assuré à ses chers collègues de la Société de médecine du Louvre qu'il n'étoit pas opposé à la vaccine ; mais il avoit en même tems une maison d'inoculation à soutenir. Quel parti prendre ? Le docteur fait un coup de maître : il approuve la vaccine, affirme qu'elle peut avoir de grands avantages, mais que le vaccin de Paris étant très suspect, il faudrait s'en procurer en le faisant prendre en Angleterre, à sa source primitive, ou se décider pour l'ancienne inoculation. L'enfant a été remis au citoyen Désessarts et se trouve maintenant à sa maison d'inoculation. Une vaccination ne se paye pas, ou se paye deux à trois louis. Le citoyen Moreau a donné quinze louis au citoyen Désessarts. La différence de trois à quinze est douze. Quel argument ! (2) »

Je doute que cette diatribe ait valu à Moreau de la Sarthe les sympathies de son collègue Désessartz :

(1) Moreau, *Traité hist. et prat. de la Vaccine*, Paris, an IX, p 213.

(2) Moreau, *loc. cit.*, p. 303-304.

mais il en trouva d'autres ailleurs, et je le vois arborer en l'an VII le titre de correspondant de la Société de médecine de Bordeaux et (1798) de la Société d'émulation d'Abbeville; et prendre part, la même année, aux travaux de cette *Société philomathique* (1) où l'on donnait, comme au *Lycée*, des leçons publiques sur les diverses branches des Sciences et des Arts. Moreau s'y lia avec le minéralogiste Brongniart. Nous ne savons s'il joua dans cette enceinte un rôle plus actif que celui d'auditeur ; mais il fréquentait certainement, à ce dernier titre, le Muséum d'Histoire naturelle. Cuvier, adjoint depuis 1795, à Mertrud, auquel il devait succéder en 1802, préludait alors à sa gloire en démontrant l'anatomie comparée « devant un petit nombre d'amis des Sciences ». Moreau, ramené à sa passion pour l'histoire naturelle, fut un de ces adeptes de la première heure dont les applaudissements commencèrent la réputation de l'illustre naturaliste : « Ces auditeurs, dit-il, « se trouvaient réunis comme pour une conférence dans un petit salon qui pouvoit à peine contenir trente à quarante personnes. Plus de vingt années se sont écoulées depuis cette époque et cependant je n'ai point oublié l'impression que fit sur moi et sur mes jeunes collègues l'apparition comme spontanée d'un mérite aussi remarquable (2). »

En l'an VIII, Moreau retrouvait Cuvier à la *Société des observateurs de l'homme*; fondée en frimaire

(1) Fondée le 10 déc. 1788 par les médecins Petit, Audirac, le chimiste A.-L. Brongniart, le physicien Silvestre, la Société philomathique fut d'abord une sorte d'association d'aide et d'instruction mutuelles entre jeunes gens. En août 1792, elle prit le nom de *Lycée des Arts*, et son importance s'accrut du renfort que lui apportèrent en 1793 après la dissolution de l'Académie des Sciences, Berthollet, Lavoisier, Fourcroy, Vicq d'Azyr, Hallé, Ventenat, Darcet. En 1803, elle devint l'*Athénée des Arts* (cf. M. Berthelot, *Sur les publications de la Société philomathique et ses origines*, Journal des Savants, août 1888, p. 477-493). Moreau ne fut affilié que peu de temps à cette compagnie.

(2) MOREAU, art. *Paris (Ecole de Médecine de Paris)*, Encyclopédie méthodique, Médecine, t. XI, Paris, 1824, in-4°, p. 356 et note. — Moreau a dédié au citoyen Cuvier son *Eloge de Félix Vicq d'Azyr* « comme un témoignage de l'estime et de la reconnaissance d'un de ses élèves ».

an VII par de Maimieux et Jauffret, elle tenait ses réunions rue de Seine, au ci-devant hôtel La Rochefoucauld; on y voyait briller Hallé, Volney, P. Süe, Cabanis, Bougainville, Sonnini, de Tracy. Jussieu, Degerando, Sicard, Pinel, Portalis, le capitaine Baudin et Lemontey plaisantait, irrévérencieusement, les spéculations psycho-physiologiques de ses coryphées (1). — La même année, le citoyen La Crochardière proposait à la Société libre des Arts du département de la Sarthe la candidature du C^en^ Moreau, « connu par différents ouvrages qui lui font honneur » ; et le 29 messidor an VIII, la compagnie considérant « la réputation du [postulant], la place qu'il occupe et les ouvrages qui le distinguent » le nommait à l'unanimité membre non résident. Moreau garda quelques relations scientifiques, avec ses collègues manceaux, en particulier avec Cauvin (2). En l'an IX, Moreau était également inscrit à la Société d'émulation de Poitiers. Et l'*Annuaire* de la Sarthe signalait à ses lecteurs les progrès que leur jeune et déjà illustre compatriote ne cessait de faire dans l'estime des Sociétés savantes (3).

Débordant de zèle didactique, répandant sur tous les auditoires l'avalanche de ses communications, dans leurs bulletins l'abondance de ses articles, il dépense encore en des leçons publiques, les restes d'une éloquence inassouvie. Nous le voyons annoncer vers le milieu de fructidor an VIII, dans les locaux de « l'Ecole polimatique » rue de la Liberté, ci-

(1) *Récit exact de ce qui s'est passé à la Séance de la Société des Observateurs de la Femme. Le mardi 2 novembre 1802*, par l'auteur de Raison, Folie, etc. [Lemontey]. Paris, Deterville, an XI-1803, XX-170 p. in-18. — Voy. sur cette Société qui disparut vers 1805. — G. Hervé, *Le premier programme de l'Anthropologie*, Extr. des Bull. et Mém. de la Société d'Anthropologie, de Paris, Jubilé du cinquantenaire, s. l. n. d. in-8° p. 473-487. A. Aulard, *Paris sous le Consulat*, Paris, Cerf. Noblet, Quantin, 1903-1909, 4 vol. in-8°, t. I, II, III, *passim*.

(2) *Délib.* [de la] *Commission des arts*, Reg. IX, an VII, — an X, f°s 98 et 103, 12 et 29 mess. an VIII (Arch. de la Soc. d'Agriculture, Sciences et Arts de la Sarthe).

(3) *Annuaire du département de la Sarthe, pour l'année VIIIe de l'ère française*, Le Mans, Monnoyer, an VII, in-18, p. 34.

devant des Fossés-M.-le-Prince, n° 92, un Cours par souscription sur l' « histoire naturelle de l'Homme et [la] physiologie pour servir d'introduction à l'étude pratique de la médecine et de la chirurgie » (1). La même année, il avait inauguré l'enseignement de l'hygiène au Lycée républicain.

Le Lycée Républicain, alors situé rue Neuve-des-Bons-Enfants, près le Palais du Tribunat, avait subi, depuis sa fondation, pas mal de vicissitudes (2). C'était une sorte d'établissement d'enseignement

(1) Moreau était, en l'an XIII, médecin du pensionnat de l'Ecole polymathique où son cœur d'anthropologiste se réjouissait de pouvoir observer un élève-phénomène! (*Journal des Débats*, 1er mars 1805).

(2) La Loge des neuf sœurs avait fondé une *Société Apollonienne* de lectures hebdomadaires qui prit en 1781 le nom de *Musée de Paris*. Quelques dissidents de ce Musée, parmi lesquels Cailhava, s'affilièrent en 1783 au *Musée français* créé en décembre 1781 par Pilâtre de Rozier, et qui offrait aux amateurs des cours de sciences et des laboratoires. Le *Musée français* agrandi s'installa en 1784 rue de Valois dans un immeuble appartenant au duc d'Orléans; mais, l'année suivante, à la mort de Pilâtre, il fallut le mettre en vente. Il rouvrit ses portes en décembre 1785, sous le nom de *Lycée*, sous le patronage des Comtes de Provence et d'Artois; Marmontel y enseignait l'histoire, Fourcroy la chimie, Pierre Sûe l'anatomie, Monge la physique, Condorcet les mathématiques. Les adhérents payaient 4 louis de cotisation. Le cabinet de physique valait 50.000 francs. En 1790, l'établissement périclita. Réorganisés le 31 octobre 1790 sous la présidence de Sieyès, les cours reprirent le 10 janvier 1791, avec l'assistance de Fourcroy, de Sue, de La Harpe, de Boldoni. — Le 2 décembre 1793 (12 frimaire an II) le *Lycée* adopte l'épithète de *Républicain*, et inaugure ses leçons le 21 frimaire. — Enfin, le 9 floréal an X (29 avril 1802) il prend le nom d'*Athénée de Paris*, qu'il conserva jusqu'à sa disparition vers 1849. — (Cf. Albert Babeau, *Paris en 1789*, Paris, F. Didot, 1892 in-8°, p. 236, S. Lacroix, *Actes de la Commune de Paris pendant la Révolution*, t. VI, Paris 1897, in-8°, p. 340 et suiv. — Ch. Dejob, *de l'Etablissement connu sous le nom de Lycée et d'Athénée*, Revue internationale de l'Enseignement, 15 juillet 1889. — Ch. Dejob, *L'instruction publique en France et en Italie au* XIXe *siècle*, p. 129 et suivantes et 423. — L. Amiable, *Des origines maçonniques du Musée de Paris et du Lycée*, La Révolution française du 14 décembre 1896,). En 1822, l'Athénée donnait des cours d'histoire naturelle, de géographie, de chimie, de physique, de technologie, de littérature, d'italien, d'anglais; la souscription annuelle était de 120 francs (*Le Nouveau conducteur de l'étranger à Paris en 1822*, par F. M. Marchant, Paris, Moronval, 1822, in-18, p. 233-234). — Les séances commençaient à 7 heures du soir, 2, rue de Valois (Palais Royal). On était admis sur présentation de deux membres (*Annuaire général du Commerce et de l'Industrie*, Paris, F. Didot. 1841, in-4°, p. 43). Salons et bibliothèque étaient ouverts de 9 heures du matin à 11 heures du soir.

supérieur libre, où depuis la Révolution, Sieyès, Fourcroy, Süe père et fils, La Harpe, plus tard Cuvier, essayaient de raviver l'esprit philosophique et encyclopédiste qui en avait inspiré la création.

Moreau, avait fait, en brumaire an VI, auprès des Administrateurs du Lycée, une première tentative pour obtenir une chaire d'hygiène. Sa proposition fut alors écartée; et on ne lui offrit la tribune que pour communiquer à « quelques-unes des séances littéraires celles des parties de [son cours] qu' [il croirait] pouvoir intéresser isolément ». (1) Il en prit occasion pour rédiger, à l'adresse du sexe « aimable et sensible » des lettres sur la physiologie végétale, qui eurent les honneurs de quelques séances de l'an VIII. Mais il souhaitait une chaire plus stable; après une vaine tentative pour obtenir à l'Ecole de santé la place de professeur-adjoint de physique et d'hygiène, devenue vacante par la mutation de Le Roux (2) il se retourna vers le Lycée. Le professeur de physique, P. R. F. Butet, était un Sarthois (3), candidat malheureux, lui aussi, à la succession de Le Roux, il ne garda point rancune à son rival et sans doute ne fut-il point étranger au succès de sa requête. Le 21 frimaire an VIII (12 décembre 1799) et « 18e année Lycéenne » le professeur Moreau ouvrait son cours d'hygiène et d'histoire naturelle de l'homme au Lycée Républicain (4).

Moreau définissait l'hygiène, « l'ensemble des données et des résultats que l'histoire naturelle de l'homme et la médecine doivent fournir pour concourir à perfectionner le physique de l'espèce humaine et pour asseoir sur des bases communes l'art de conserver la santé, la morale et le bonheur! » — « L'hygiène, ajoutait-il, l'hygiène et la morale se corres-

(1) *Esquisse d'un cours d'hygiène*, p. XI-XII.

(2) 29 therm. an VII. Cf. A. Prévost, *L'Ecole de Santé de Paris*, p. 147.

(3) Sur Butet, né à Teillé, Cf. Desportes, *Bibliographie du Maine*, p. 240. — Butet était, en l'an XIII, directeur du pensionnat de l'*Ecole polymathique* (337, rue de Clichy).

(4) On en trouvera quelques échos dans la collection de la *Décade philosophique*.

pondent » (1). Du moins le faut-il souhaiter. Et il n'était point inutile de lé rappeler à ses auditrices, ces « Athéniennes modernes... [vêtues de] costumes incomplets et révélateurs, qui, en cessant de confier leur triomphe au pouvoir d'une imagination active et voyageuse expos[aient] leur santé et lais[saient] à peine entre leurs charmes, nos regards et le froid quelques vêtements légers et presque diaphanes » (2).

Moreau prêchait, comme on voit, la doctrine utilitaire. Dédaigneux de tout fondement métaphysique, il n'accordait à la morale qu'une base purement physiologique, à l'applaudissement de son maître Cabanis qui le louait d'avoir tenté de ramener « à des lois fixes, prise dans la nature », inspirées « du climat, du tempérament, de l'âge » et de l'oscillation de l'activité organique, les règles de la vie physique et morale (3).

II

Il y avait encore en ce temps-là, dans une rue d'Auteuil, un autre cénacle dont maint homme illustre se rappelait le chemin : et c'était la maison de Madame Helvétius. Là jadis, avaient passé Jefferson et Franklin, Chamfort et Morellet, Diderot, Condorcet, d'Holbach et Turgot, Pinel amené là par Roussel et Cabanis. Devenu l'héritier de cet asile, Cabanis à son tour y charmait son déclin dans la Société de ces idéologues au nom desquels le futur César, qui n'aimait pas les raisonneurs, fronçait volontiers les sourcils. Par Besnard sans doute, ou La Réveillère, Moreau s'y était introduit. « Je n'oublierai jamais, écrivait-il plus tard, cette demeure charmante... dans

(1) *Esquisse*, p. 27.

(2) *Réfl. sur l'Émile*, p. 29.

(3) Cabanis, *Rapports du physique et du moral de l'Homme*, éd. par Cerise, Paris, Charpentier, 1844, in-18, p. 64 et note.

laquelle bien jeune encore je fus accueilli avec tant de bienveillance, où je rencontrai les contemporains... les plus recommandables, M. Destutt de Tracy, MM. Garat, Ginguené, Gallois, Laromiguière, Thurot, Saint-Aubin, Foriel, Jacquemont, Andrieux » (1), tous les esprits forts de la *Décade philosophique* qui, de temps en temps, offrait aussi ses colonnes à la prose de Moreau.

Parmi les médecins qui fréquentaient alors avec Moreau le salon d'Auteuil, il faut citer Pariset, Alibert et Richerand. Pariset, jeune alors, besoigneux et incertain de sa voie, ballotté de la médecine à la littérature, traduisait l'*Electre* de Sophocle, et versait, dans le sein de Fauriel, les propos d'une âme désabusée : « Croyez-moi, mon cher ami, vous êtes né pour votre bonheur trop tôt de quelques siècles... faites-vous à l'idée que vous ne verrez jamais rien de ce que vous entendez se réaliser parmi nous. Réservez votre doctrine secrète pour un petit nombre d'amis sûrs dans le sein de qui votre âme puisse s'épancher sans crainte et qui soient dignes de cultiver avec vous la philosophie ou de rendre honneur à la vérité. Pour le reste des hommes, ne leur ouvrez jamais votre cœur... (2) » Ainsi se réfugiaient dans un pessimisme secret, hautain et stoïque, ces âmes vides de foi, à qui la philosophie n'était plus que pure discipline intellectuelle. Et tous, pourtant, frappés à l'empreinte du siècle finissant, louaient, avec Alibert, « la vraie théorie de l'entendement », le « don inappréciable de l'analyse » fait à l'humanité par les continuateurs de Bacon (3). Par l'analyse, le

(1) Moreau, Art. *Moral*, *Encycl. méth.*, Médecine, t. X, p. 257. — Cf. A. Guillois, *Le Salon de Madame Helvétius*. — L. R. Semelaigne, *Philippe Pinel et son œuvre au point de vue de la médecine mentale*, Paris. Imprimeries réunies, 1888, 169 p. in-4°, p. 13. — F. Labrousse, *Quelques notes sur un médecin philosophe de la Faculté de Paris, P. J. G. Cabanis, 1757-1808*, Thèse de la Fac. de méd. de Paris, Paris, Michalon, 1903, 85 p. in-8°, p. 13-16.

(2) Lettre du 6 thermidor an XI, citée par Guillois, p. 181.

(3) Alibert, *Discours sur les rapports de la médecine avec les Sciences physiques et morales*, in *Eloges historiques*, Paris, 1806, in-8°, p. 421, 422, 427.

médecin devait « démêler l'artifice et le mécanisme de toutes ces sensations qui, perçues à la fois, s'isolent merveilleusement pour devenir des idées » et, « remontant ainsi jusqu'à la source de nos facultés mentales, [apprendre] à en rectifier les vices et les écarts ». Et Richerand à son tour mettait la première édition de sa *Physiologie* sous le patronage et l'invocation de Condillac.

La médecine se plaçait donc elle-même sous l'égide de la Philosophie. Encore est-il juste d'observer qu'elle n'abdiquait point toute indépendance à son endroit. L'Ecole sensualiste, était encline à faire de la psychologie dans l'espace. Cabanis eut le mérite de rappeler les psychologues de profession à l'observation trop dédaignée de l'homme animal. La fameuse formule dont on lui a tant fait grief : « Le cerveau secrète la pensée comme le foie secrète la bile et l'estomac digère les aliments » est moins une profession de foi matérialiste qu'un rappel de la spécificité de la pensée et de son déterminisme physiologique. Le cerveau n'est point une machine; et voilà pour La Mettrie! Mais il est un *organe*, l'organe de la pensée, et comme tel solidaire d'autres organes : et voilà pour Condillac. Ce dernier, dans sa psychologie de la sensation, avait fait un ingénieux apologue : sa *statue* possédait un cerveau et cinq sens; mais elle était creuse et n'avait point de viscères : c'est Cabanis qui l'en a pourvue. Et le cadeau avait sa valeur. Cabanis en a développé les conséquences chez l'homme en général, comme Pinel chez l'aliéné.

Or, le citoyen Moreau, leur disciple, s'honorait d'être, comme eux, un médecin philosophe. Jamais plus qu'à cette époque on ne disserta sur les sympathies, la médecine morale, l'homme moral, etc. Moreau suivit le courant. Imbu de cet « esprit classique » dont Taine a dénoncé la vaine rhétorique, il est un des coryphées de la « littérature médico-philosophique, cette littérature hybride, filandreuse, vide » (1) qui, prodiguant les grâces et les apostrophes d'une sensiblerie déclamatoire, sévit sur la Faculté depuis l'époque révolutionnaire, recueille tour à tour avec Moreau l'applaudissement des idéologues du Consulat; avec Alibert, converti à la Restauration, les pieux encouragements de M. de Quélen (2) ; et sombre, sous Louis-Philippe dans la prose de Lepelletier de la Sarthe et de Félix Voisin.

Remarques philosophiques et médicales sur la nature de l'homme dans la *Décade philosophique* ; notices sur les asiles d'aliénés, la pathologie mentale, critique du magnétisme et du système de Gall dans les colonnes du *Moniteur* ; quatre in-8° sur l'*Histoire naturelle de la femme,* Moreau accumule, pendant des années, les mémoires, les analyses, les considérations sur la médecine morale, proclamant à tout venant que « cette partie des Sciences médicales trop resserrée lorsqu'on la concentre dans l'observation des maladies mentales, doit être considérée dans tous les faits relatifs à l'influence réciproque du physique et du moral qui se développe dans l'homme malade et dont les exemples se présentent d'une manière si variée, si habituelle à l'observation des praticiens les plus exercés » (3). C'est ainsi que M. Moreau avait guéri un cas de monomanie par la coupe des cheveux, et, inversement, se flattait d'avoir découvert l'emploi médical des passions, véritables « mouvements organiques que l'on peut comparer à ceux qui résultent de l'action de plusieurs médicamens et [qui] dans quelques circonstances... ont plus d'effet que les préparations pharmaceuti-

(1) DAREMBERG, *Histoire des Sciences médicales*, Paris, J.-B. Baillère 1870, in-8° t. II, p. 1015.

(2) Hyacinthe, comte de Quélen, archevêque de Paris, remerciant Alibert, le 18 janvier 1826, de son *Traité de la physiologie des passions*, lui écrivait : votre livre « m'a déjà fait passer d'heureux moments, et les pensées philosophiques qu'il contient m'ont amené aux méditations de la religion qui les fortifie par une grâce secrette que ne communique pas la plus agréable dissertation sur notre nature. Vous permettrez, je crois, cette réflexion à un évêque qui a pour vous autant d'attachement que d'estime. »

(3) MOREAU, *Encycl. méth.*, t. XI, art. *Paris*, p. CCCC.

ques » (1). Il nous apparaît ainsi comme un des précurseurs de la thérapeutique par suggestion, qui est devenue fort en faveur auprès des psychothérapeutes de nos jours.

C'est encore à cette prédilection de Moreau pour l'étude de l'*homme moral*, et de l'expression extérieure des habitudes, des passions et autres mouvements de l'âme que nous devons sa réédition de Lavater. Il l'a enrichie d'une foule de notes et d'additions qui en rendent sans doute le plan un peu confus, mais en étendent singulièrement la portée et les applications (2). « Ces supplémens, dit Nicolas auroient été suffisans pour fonder la réputation d'un physiologiste moraliste: lié d'amitié avec les premiers peintres [Vincent], les plus grands statuaires et les acteurs tragiques les plus célèbres [Talma], c'étoit avec eux, c'étoit sur eux que Moreau de la Sarthe recueilloit ses observations, qu'il étudioit l'influence des passions sur la physionomie. » Et il en discutait, chez Cabanis, avec Destutt de Tracy, lequel se piquait d'être philosophe expert non seulement en sensualisme, mais encore en physionomie (3).

Le sensualisme, c'était la doctrine ; la doctrine du chancelier Bacon, du médecin Locke et de l'abbé de Condillac. La méthode, c'était l'analyse.

(1) Nicolas, *loc. cit.* p. 646.

(2) Un article élogieux, signé Y, inséré dans le *Moniteur universel* du 10 octobre 1817, n° 283, p. 1120, annonçait la prochaine apparition, pour 1818, d'un livre de Moreau, en 2 vol. in-8° sur l'*Anatomie du visage, la partie positive de la physiognomonie et les principaux caractères des passions.* — Cet ouvrage ne parut point ; Moreau le fondit, sans doute, avec sa réédition de Lavater.

(3 Tracy, avant de devenir philosophe, avait commandé le régiment de Penthièvre. Et il se vantait de reconnaître, à la tenue et à la démarche, « si un homme... avait déjà servi, quel que fût d'ailleurs son costume, et dans le cas même où cet homme aurait quitté le service depuis longtemps Plusieurs déserteurs furent reconnus de cette manière et forcés d'avouer leur désertion. Un de ces hommes se présenta un jour au moment d'une parade. M. de Tracy le reconnut aussitôt et fit part de son observation au major du régiment. Celui-ci répondit qu'en effet il était évident que cet homme avait déjà servi, mais qu'en outre il sortait des galères. Un mouvement habituel de la paupière dont les galériens contractent l'habitude en travaillant au soleil avec un simple bonnet avait fait une aussi redoutable révélation. » (Moreau, Ed. de *L'art de connaître les hommes*... par G. Lavater... t. VI, Paris, 1820, p. 227).

Une science, a dit Condillac, « n'est qu'une langue bien faite » (1). Le XVIIIe siècle est l'époque où, à la lumière de l'analyse, toutes les sciences font l'inventaire de leurs objets et revisent l'ordre et les termes de leur nomenclature. La langue scientifique était un fatras incohérent et imprécis de locutions populaires ou de vocables polyglottes. Chacun, dans sa sphère, se mit à l'œuvre pour l'adapter aux théories nouvelles. On venait de voir surgir la nomenclature chimique avec Fourcroy, la nomenclature minéralogique avec Haüy. De longue date, en dépit des sarcasmes de Buffon pour les nomenclateurs et les encyclopédistes, la zoologie, la botanique avaient pris les devants, avec Linné, d'Argenville, Brisson, Klein, Barbeu du Bourg, les Jussieu, etc. Et l'on classait, l'on classait. Non content d'avoir embrassé et réparti, d'un coup d'œil génial, l'ensemble des êtres animés, Linné prétendait encore cataloguer les phénomènes morbides et donnait pour pendant à ses *Genera plantarum* les *Genera morborum* (1763). Les médecins, pris d'émulation, s'étaient mis en tête de classifier, à leur tour, les objets de leur application journalière. Boissier de Sauvages, revisa la nomenclature médicale et fit un dénombrement des misères humaines assez copieux pour les pouvoir répartir en 10 classes, 44 ordres, 315 genres et 1800 espèces. Erasme Darwin, plus modeste, se contenta de 4 classes, 11 ordres, et 41 genres. Enfin parut en 1798, et six fois rééditée, la *Nosographie* de Pinel. Elle fut, pendant quinze ans, le bréviaire et le guide des médecins philosophes. Et pourtant elle ne marque point l'éclosion d'une nouvelle ère médicale ; il serait plus juste de dire qu'elle est le terme de l'ancienne et comme un testament du XVIIIe siècle au XIXe. Lisez son titre : *Nosographie philosophique* ou *méthode de l'analyse appliquée à la médecine*. Pinel a appliqué à la pathologie interne les principes que Cabanis

(1) *La langue des calculs*, in *Œuvres complètes* de Condillac, Paris, Houel, 23 vol. in-8°, t. XIII, an VI, 1798, p. 7.

appliquait à la médecine de l'esprit et qu'invoquera Richerand dans sa *Nosographie chirurgicale* : et ce sont encore les principes de Condillac : dernier legs de l'école analytique à l'ère, qui va s'ouvrir, de l'anatomie pathologique et de la médecine expérimentale.

Encore qu'il fût comme lui, familier de la maison Cabanis, Moreau n'adhérait point sans réserves aux principes du maître de la Salpêtrière. Dans la fameuse classification nosologique de Pinel, Moreau de la Sarthe avait relevé lacunes, erreurs et contradictions. Et il ne se retint pas, sur le tard, d'y opposer une codification nouvelle et personnelle où la pathologie externe, négligée par son illustre maître, trouvait également sa place.

Nous ne saurions exposer ici les divers termes de la classification de Moreau ; on les trouvera, tout au long, dans l'*Encyclopédie* aux articles *Nosographie* et *Phlegmasies*. Quoique plus complète, et sur nombre de points plus conforme à la clinique que la nomenclature de Pinel, la nomenclature de Moreau pêche encore en maint endroit, et par exemple lorsqu'elle réunit dans la classe des *flux* la bronchorrhée, les hydropisies, le diabète et le choléra morbus qui, dit l'auteur, « lie cette classe à celle des névroses » (1). Elle ne satisfit pas davantage Messieurs de l'Ecole physiologique auxquels M. Moreau présentait en bon ordre hiérarchique, groupées par ordre, genres, sous-genres et espèces, les diverses phlegmasies, y compris ces *phlegmasies simples*, *générales* ou *essentielles* dont le seul nom faisait jeter les hauts cris aux sectateurs de Broussais. Fièvres essentielles, *continues* : inflammatoires, éruptives, bilieuses, muqueuses ; *intermittentes* : simples ou pernicieuses, autant d'entités, propres seulement à séduire des âmes d'ontologistes, et qui leur masquaient la seule cause pathogène, l'*inflammation* ; et la seule réalité morbide, la *gastro-entérite*. Et Moreau de riposter que l'Ecole dite *physiologiste*, se parant d'un « titre

(1) *Encycl.*, t. X, art. *Nosographie*, p. 659, col. 1.

véritablement usurpé » (1), poussait le *localisme* à sa « conséquence la plus forcée et la plus absurde ». Il tenait l'invocation perpétuelle à la gastro-entérite pour « la plus dangereuse des hypothèses et la plus vaine des théories » (2). Il s'obstinait à considérer comme spécifiques, sans nul doute, des affections comme la peste, la fièvre jaune, la syphilis, les fièvres intermittentes, encore qu'on ignorât la nature du virus en cause. Et il hasardait à propos d'états morbides tels que l'érysipèle, l'anthrax, la rougeole, la variole, cette hypothèse à laquelle la science contemporaine est venue donner confirmation : « Ne pourrait-on pas, dans plusieurs de ces cas, supposer qu'il se développe dans l'intérieur même de l'organisation, et sous l'influence d'une altération morbide très grave, des causes d'irritation ou de phlegmasie qui ne seraient pas sans quelque rapport soit avec la formation des virus, soit avec l'élaboration des venins et des poisons végétaux ou animaux ? (3) »

Le jour où Moreau écrivit ces lignes, il entrevoyait ce qui est l'essence même de la maladie : l'effort de l'organisme contre un virus agresseur, au lieu de la résumer, avec Broussais, dans le phénomène inflammatoire, qui n'est qu'un effet, et qui suppose une cause. Ainsi s'avérait-il vitaliste à la manière de Bichat. Il considère la vie comme « un état pendant la durée limitée duquel le corps... *résiste par un principe d'action qui lui est propre aux lois générales qui régissent les corps bruts.* » Que ce principe s'affaiblisse, par exemple sous l'influence des « effluves putrides dont l'air des hôpitaux est surchargé » ; qu'il n'ait plus « assez d'énergie *pour s'opposer aux lois physiques* », et « le concours de la chaleur et de l'humidité » engendrera la putréfaction des tissus, la pourriture d'hôpital (4).

Le corps vivant diffère donc essentiellement des

(1) *Encycl.*, t. XI, art. *Paris (Ecole de)*, p. CCCC.
(2) *Ibid.*, t. XII, art. *Physiologique (Doctrine)*, p. 2.
(3) Encyl., art. *Phlegmasies*, t. XI, p. 668.
(4) *Dissert. sur la gangrène humide*, p. 17, 18, 19.

corps bruts ; il s'en distingue par la structure physique, le mode de composition, l'origine par un germe, la fin par une véritable mort et l'accroissement par nutrition » (1). — C'est la *force vitale* qui « [tendant] puissamment du centre à la circonférence » étend et développe le « point mucilagineux (2) » de l'embryon, change la « masse albumineuse » de l'œuf « en muscles, en nerfs, en vaisseaux, etc., et dans toutes les parties dont se compose le poussin (3) ». C'est cet « élan vital » qui, dirigé « de l'intérieur à l'extérieur (4) » poussera la croissance jusqu'à l'âge adulte. C'est lui qui présidera aux fonctions de nutrition, sécrétions, excrétions, assimilation, « formation des liqueurs qui doivent se conserver et qui, dit Moreau d'une façon saisissante, sont des organes en fusion (5) ». Encore n'entend-il le considérer qu'en positiviste, et non, comme Barthez, en spéculatif ; le principe vital est une hypothèse, un mode d'explication ; il est « pour le physiologiste ce que l'attraction doit être pour le physicien (6) ».

III

Le zèle et les travaux de Moreau avaient un jour trouvé leur récompense : le 24 mars 1808, un vote unanime des professeurs — approuvé par le Ministère de l'Intérieur — confiait à Moreau les fonctions de bibliothécaire de la Faculté (7). Il entrait, du même coup, et au même titre dans cette sorte de comité consultatif d'hygiène publique que les arrêtés

(1) *Esquisse*, p. 86.

(2) *Réfl. sur l'Emile*, p. 20.

(3) *Esquisse*, p. 97.

(4) *Réflexion*, p. 21.

(5) *Ibid.*, p. 44.

(6) *Ibid.*, p. 96.

(7) Le prédécesseur, Süe, passait, par permutation, à la chaire de médecine légale. (*Moniteur universel*, 20 juillet 1808, p. 798.)

des 10-12 fructidor an VIII, 30 ventôse an XII avaient créé sous le nom de *Société de l'Ecole de Santé de Paris*. Un décret impérial du 4 juin 1807 ayant fondé un prix de 12000 francs pour l'étude du croup, le ministre de l'Intérieur chargea l'Ecole de publier un recueil d'observations sur le même sujet. La commission (Hallé, Corvisart, Pinel, Alph. Leroy, Baudelocque, Leroux, Chaussier) s'en remit à Schwilgué qu'une mort prématurée empêcha de parfaire son travail. Moreau en prit la suite et l'édita, grossi d'une table chronologique et bibliographique.

Pourtant, l'érudition médicale ne bénéficiait guère des faveurs officielles. Le plan d'enseignement de l'an III avait confié au même professeur la médecine légale et l'histoire de la médecine : mais les titulaires qui se succédèrent, Lassus, Mahon, Leclerc, Süe, Royer-Collard, se consacrèrent préférablement à la première, abandonnant l'histoire médicale à des professeurs adjoints : Mahon, puis Goulin, grand érudit, mais qui, s'il faut en croire Moreau, « appartenoit plutôt au XVIe siècle qu'au XVIIIe, par le caractère de son esprit » peu propre à séduire les auditeurs. La santé trop chancelante et les occupations de Cabanis ne lui permirent de rendre à cette chaire qu'un éclat fugitif, et qui disparut avec lui (1808) (1). Un arrêté ministériel supprima dès lors ces leçons « de la façon la plus irrégulière », au dire de Moreau. Et lorsque le décret du 17 septembre 1808 eut incorporé sans les rétablir, la Faculté de médecine à l'imposant édifice de l'Université impériale, Moreau perdit tout espoir de joindre à ses anciennes fonctions de bibliothécaire cette pourpre professorale qu'il avait déjà sollicitée à la mort de Goulin. Il fit

(1) L'histoire médicale doit néanmoins au passage de Cabanis, son *Coup d'œil sur les Révolutions et sur la réforme de la médecine* (1804), écrit sous l'inspiration de Garat. — Quant à son professorat, « à cause de sa santé ce n'était pour lui, dit Guillois (*loc. cit.*, p. 173), qu'un titre honorifique, une véritable retraite..., sa probité s'en offensait et il donna sa démission qui fut refusée. Il fit alors de ses 3.000 francs d'appointements trois parts égales destinées à la bibliothèque de l'Ecole, à l'encouragement des travaux anatomiques et à l'entretien d'un élève. »

de son mieux néanmoins, pour restaurer et rendre aussi fructueuses que possible les répétitions d'histoire et bibliographie médicales dont l'arrêté du 30 pluviôse an III avait chargé le bibliothécaire (1). Mais cette déception le rendit chagrin. D'autres événements survinrent, qui l'assombrirent encore. Ses anciens maîtres, devenus ses amis, Leclerc, Cabanis, s'éteignirent en 1808; Thouret, le 19 juin 1810. La situation de l'Ecole, presque indépendante jadis, et considérée, lui paraissait, depuis son inféodation à l'Université, « perdre insensiblement de sa prépondérance et de ses avantages » ; Thouret, qui n'avait cessé de défendre la compagnie « au milieu des attaques et des difficultés de tout genre qui la menacèrent si souvent », disparut « au moment où sa présence allait devenir de jour en jour plus nécessaire ». A la fin de 1813, « les calamités publiques..., portées à leur comble », le « théâtre de la guerre... au cœur de la France », les « désastres de tous genres... jetèrent... le découragement et le trouble au sein des Ecoles ». Et devant les rangs de ses auditeurs décimés par la conscription, Moreau déplorait les « calamités générales » déchaînées par l'ambition « d'un maître qui ne savoit même pas respecter les hommes dont il avoit un besoin que sa cruelle imprévoyance pouvoit seule négliger ou méconnoître (2) ». Les Idéologues, molestés par César, eurent enfin leur revanche : le 2 avril 1814, Tracy faisait proclamer au Sénat la déchéance de l'Empereur, et Moreau vit sans déplaisir le retour des lys. L'influence du baron Pasquier, dont on sait les attaches sarthoises, ne fut probablement pas étrangère à la promulgation de l'ordonnance royale qui rétablit en faveur de Moreau, le 19 août 1815, la chaire de bibliographie médicale jadis dévolue au bibliothécaire de la

(1) A. Corlieu, *Centenaire de la Faculté de Médecine de Paris, 1794-1894*, Paris, Impr. Nationale, 1896, in-f°, p. 371.

(2) Moreau, *Encycl. méth.*, t. XI, p. 389.

Faculté (1). Le 31, il prenait place en l'assemblée des professeurs. Le 23 février 1819, un arrêté du Conseil royal rattachait à cette chaire le cours d'histoire de la médecine, désormais dissocié de la chaire de médecine légale.

Le nouveau professeur, qui se flattait d'avoir répandu dans ses leçons particulières « quelque éclat et quelque utilité sur cette partie des études médicales », chercha à rendre un peu de lustre à cette chaire déchue : Moreau pensait « que l'histoire de la médecine considérée comme l'objet d'un enseignement, devoit être une introduction littéraire à l'étude de cette science, une exposition élémentaire de son origine, de ses révolutions, de ses progrès, et de la vie des hommes qui ont le plus contribué à l'honorer ou à la servir. (2) » Le nombre de ses auditeurs, et les témoignages d'estime et de bienveillance que

(1) On lit au *Moniteur universel* du 21 août 1815, n° 233, p. 928 :

« Louis, par la grâce de Dieu Roi de France et de Navarre, A tous ceux qui ces présentes verront, salut. Sur le Rapport de notre Ministre Secrétaire d'Etat au Département de l'Intérieur, considérant que d'après les règlements non abrogés de l'Ecole de Médecine de Paris le bibliothécaire de cette Ecole doit être en même temps professeur et qu'il doit être chargé des cours de bibliographie médicale, considérant que M. Moreau (de la Sarthe), bibliothécaire actuel de la Faculté de Médecine de Paris, a fait depuis plusieurs années sous le nom de *répétitions* un véritable cours de bibliographie, Nous avons ordonné et ordonnons ce qui suit :

Art. I. — M. Moreau (de la Sarthe), bibliothécaire de la Faculté de Médecine de Paris, jouira à compter de la notification de la présente ordonnance, du titre de professeur et des avantages attachés à ce titre. Il sera chargé d'un cours de bibliographie médicale conformément aux règlements de la Faculté.

Art. II. — Notre Ministre Secrétaire d'Etat au Département de l'Intérieur est chargé de l'exécution de la présente ordonnance.

Donné en notre château des Tuileries le 19 août 1815 et de notre règne le 21e. Signé : Louis.

Par le Roi, le Garde des Sceaux de France, Ministre Secrétaire de la Justice, chargé par intérim du portefeuille de l'Intérieur, Signé : Pasquier. »

(2) On lit dans le *Moniteur universel* n° 107, 17 avril 1818, p. 477 :

« M. le professeur Moreau, de la Sarthe, commencera son cours d'histoire littéraire de la médecine le mardi 21 avril à trois heures précises dans la bibliothèque de la Faculté de Médecine et le continuera les mardis et samedis à la même heure.

Il traitera d'abord de la philosophie médicale ou de la manière d'étu-

lui donnèrent des personnages distingués montrèrent au nouveau maître qu'il était dans la bonne voie, et Moreau fit son cours jusqu'aux événements de 1822.

La Restauration, à ses débuts, avait à peu près respecté la constitution de la Faculté. Mais l'arrivée au pouvoir des *ultra* mit fin à cette politique de ménagements. L'Ecole de médecine passait pour un foyer de libéralisme, et l'on résolut, en haut lieu, d'en épurer le personnel. Le Conseil royal commença par décréter la suppression du Concours d'accession au professorat. Puis, il créa, le 20 décembre 1820, l'Académie de Médecine, institution indépendante de l'Ecole, dont les titulaires étaient, pour une part, à la nomination du Roi ; et qui prenait désormais à sa charge le service vaccinal et les questions de salubrité publique. La Société de l'Ecole de Médecine qui s'y était consacrée « pendant plus de vingt-cinq années avec un dévouement et un désintéressement sans exemple », se trouva dissoute de ce fait. Une partie des fauteuils de la nouvelle compagnie fut bien attribuée à des représentants de la Faculté : et l'on fit hommage à Moreau d'une place de membre titulaire dans la section de médecine. Mais la suprématie revenait, dans l'enceinte académique, au premier médecin de S. M., promu président d'honneur perpétuel, en l'occurrence le baron Portal. Et certains, qui rêvaient peut-être de reconstituer les castes professionnelles de l'Ancien Régime, entendaient que la Compagnie fut subdivisée en trois classes autonomes, médecine, chirurgie et pharmacie, pourvues chacune d'un secrétaire perpétuel. Moreau, jaloux du maintien de l'unité dans l'art de guérir, réalisée dans la nouvelle Ecole, réclamait un secrétaire unique (1).

dier et de considérer la médecine dans l'état présent des connaissances, ce qui le conduira à en tracer ensuite l'histoire d'après le plan qu'il a exposé les années précédentes et qui a pour objet d'embrasser dans un même point de vue les révolutions les plus importantes de la médecine et les changements qui se sont opérés dans le genre de vie, la santé et les maladies aux différentes époques de la civilisation. »

(1) Moreau, *Remarques sur le projet d'ordonnance relatif à l'Académie royale de médecine*, Paris 1821.

Mais ni les sièges ni les dignités académiques n'étaient assez nombreux pour satisfaire tous les appétits, ou toutes les rancunes, et il fallut trouver mieux. Le pouvoir se mit en devoir de constituer, sur les professeurs de la Faculté, les dossiers nécessaires; et la police fit son métier. M. Moreau ne passait point pour favorable « au jésuitisme ». On interrogea l'une de ses anciennes domestiques, qu'il avait obligée, et qui en dit tout le mal possible; on fit parler les employés de l'Ecole. Moreau, prévenu, tâcha de parer le coup : il avait quelques amis influents, entre autres l'ambassadeur de S. M. le Roi de Naples et des Deux-Siciles. Le Prince de Castelcicala alla voir le Grand'-Maître, qui l'assura que sa mansuétude épiscopale était acquise au professeur Moreau; et le diplomate se hâta de tranquilliser son protégé. Sur ces entrefaites, les Ecoles tinrent leur séance de rentrée le 18 novembre 1822. On sait comment, les étudiants ayant conspué, au cours de la solennité, l'abbé Nicolle, délégué de S. G. Mgr l'Evêque d'Hermopolis, l'ordonnance royale du 21 novembre 1822 en prit occasion pour supprimer la Faculté de Paris. Une autre décision, rendue par le Roi en son château des Tuileries, le 2 février de l'an de grâce 1823, et de son règne le vingt-huitième, rouvrit les cours, mais avec force mesures de police répressive et de garanties morales, tant à l'égard des élèves qu'à celui de « tout professeur, tout agrégé qui, dans ses discours, dans ses leçons ou dans ses actes, s'écarterait du respect dû à la Religion, aux mœurs ou au Gouvernement, ou qui compromettrait son caractère ou l'honneur de la Faculté par une conduite notoirement scandaleuse. » Pour ajouter l'exemple à la menace, une deuxième ordonnance épurait le corps professoral, et « les sieurs » de Jussieu, Vauquelin, Dubois, Pelletan père, Deyeux, Pinel, Desgenettes, Chaussier, Lallement, Le Roux et Moreau, jugés mal pensants, furent mis à la porte sous couleur d'honorariat (1). Nul

(1) *Moniteur universel* du 3 février 1823, n° 34, p. 129-130.

doute que, si ce dernier avait vécu, l'ordonnance réparatrice du 5 octobre 1830 ne l'eût réintégré dans ses fonctions. Mais par un singulier hasard, la chaire d'histoire de la médecine ne fut point relevée. Fermée le 21 novembre 1822 et demeurée vacante en dépit des pétitions de C. Broussais (1831), de la Faculté (1835), et d'une vigoureuse campagne de Dezeimeris, où le souvenir de Moreau fut maintes fois évoqué (1837) (1), elle ne fut rouverte qu'en 1870 en faveur de Daremberg ;

Un pamphlet de l'époque récapitulait en ces termes les motifs de la disgrâce du professeur Moreau :

« 1° Parce qu'il était libéral.

2° Parce qu'il avait ri avec son collègue J. Cloquet lors de la séance où le Grand'Maître de l'Université avait prononcé son dicours.

3° Parce qu'il avait des liaisons intimes avec des personnes qui ne convenaient pas aux escobards modernes.

4°, 5°, 6°, Parce qu'on voulait lui donner un successeur (2). »

Moreau ne réclama jamais contre cette mesure. Il quitta son appartement de l'Ecole de Médecine et porta ses pénates rue de Seine, n° 10, chez la belle Charlotte Vanhove, ci-devant Madame Talma. Il a loué quelque part les charmes de l'aimable actrice, « ce timbre rempli de douceur, cet accent pathétique, ces sons qui semblent venir du cœur pour aller chercher le cœur et le remplir d'une longue émotion (3). » Cette émotion, chez Moreau, s'était transformée en un sentiment plus durable et définitive intimité. C'est à la table de son amie qu'il se plaisait a convier, en agapes confraternelles, les médecins de sa connaissance, et aussi son vieux Mentor le bonhomme Bes-

(1) J.-E. Dezeimeris, *Lettres sur l'histoire de la médecine et sur la nécessité de l'enseignement de cette histoire.* Paris, chez l'auteur, 1848, III-382 p. in-8°, p. 4, 5, 13.

(2) Froment, *La police dévoilée depuis la Restauration, et notamment sous Messieurs Franchet et Delavau,* Paris, Lemonnier et Levavasseur, 1829 in-8°, t. II, p. 198-201.

(3) Moreau, *L'art de connaître les hommes,* par Lavater, Ed. de 1820, t. III, p. 46.

nard, qui commençait à radoter, et s'attribuait *inter pocula*, l'honneur d'avoir acheminé son ancien élève vers une si brillante situation (1).

Sa clientèle lui demeura fidèle. Elle était restreinte, mais choisie ; les grands dignitaires et les belles dames du Faubourg Saint-Germain s'y mêlaient aux actrices en renom, aux littérateurs, aux savants, à des artistes — comme le peintre Vincent, — et aux hommes de l'opposition libérale. Moreau avait soigné Talma ; il possédait, nous assure Besnard, la confiance « de la ci-devant Reine d'Espagne, de la Reine de Suède, de l'ambassadeur de Portugal, de plusieurs pairs et maréchaux de France (2). » Il adoucit, avec Laënnec, les dernières souffrances de Maine de Biran (3). Et Bayle ou Corvisart ne dédaignaient point de faire, en des consultations collectives, appel à ses avis. « La douceur de son caractère, la vivacité, la finesse de son esprit, l'étendue, la variété de ses connaissances, le charme de sa conversation, les soins qu'il prodiguait à ses malades, l'empressement qu'il leur témoignait le faisaient rechercher par les personnes les plus remarquables de la haute société dont il devenait autant l'ami que le médecin (4). » Sa pratique également éloignée des médications un peu platoniques de Pinel et des outrances de Broussais nous apparaît sagace et pondérée (5). Et puis, il savait plaire aux dames ; il était, autant que leur médecin, leur confident et leur ami, il traitait leurs vapeurs par le piano-forte ; et livrait aux belles, — tout bas, — le secret des meilleurs cosmétiques et celui du *bain de modestie* (6). Il avait, bien avant M. Paul Bourget, donné une classification nouvelle des passions. Son *Histoire naturelle de la femme*, monument de littérature médico-galante, mêle agréablement aux consi-

(1) Besnard, *Souvenirs d'un nonagénaire*, t. II, p. 301, note.
(2) Besnard, *Ibid.*
(3) Moreau, *Encycl. méth. médecine*, art. *Phthisie*, t. XI. p. 748-749.
(4) Nicolas, *loc. cit.*
(5) Moreau, art. *Muqueuse* (*Fièvre*) et *Phthisie* (*Encycl. méth.*)
(6) *Hist nat. de la femme*, t. II, p. 409, 426-427.

dérations d'anatomie les souvenirs classiques et les strophes des poètes amis de la Beauté ; elle montre aux profanes avec quel succès un docteur sensible et judicieux peut user du ressort moral chez « cette aimable portion de l'humanité » qui trop souvent pâtit du « trouble des [sentiments] et [du] désordre d'une vie trop mondaine et trop agitée (1). »

IV

L'immense activité de Moreau menait de pair les exigences de la pratique et les travaux d'érudition. On sait qu'il se recommande à l'estime des savants par la part qu'il prit sur la fin de sa carrière, à l'achèvement de l'*Encyclopédie méthodique*. Ami et commensal de Cabanis, Moreau avait recueilli de sa bouche la doctrine et comme le testament moral de l'illustre rénovateur de l'*Encyclopédie*, Vicq d'Azyr. Déplorable victime des fureurs révolutionnaires, trop tôt ravi à la science, ce dernier avait laissé une foule de plans et de matériaux épars. Moreau qui avait écrit l'éloge de Vicq d'Azyr, colligé, annoté, édité, en 1805 les œuvres du défunt, était donc tout désigné pour en continuer la pensée maîtresse et compléter, à sa gloire, le monument inachevé.

Jamais entreprise ne connut plus de vicissitudes : on sait quelles entraves le pouvoir royal opposa aux encyclopédistes, et quels obstacles matériels ils eurent également à surmonter. Dans la première édition de l'*Encyclopédie*, parue de 1751 à 1772, la partie médico-chirurgicale avait été confiée à Louis, Tarin, Vandenesse, Malouin, Falconet, Le Monnier, Barthez, de Villiers et quelques autres. Ce texte, éparpillé au hasard de l'ordre alphabétique dans une compilation polygraphe, désuet, vieilli dans son esprit et dans sa lettre, appelait une refonte complète. On décida,

(1) MOREAU, art. *Métrite, Encycl. méth.*, t. X, p. 87.

dans cette deuxième édition, de consacrer à la médecine une section spéciale, et d'y rassembler, en quelque sorte, en un corps, les principes de cet art à une époque où la Science entière, comme la Société, semblait vouloir se renouveler.

L'artisan de ce grand œuvre fut Vicq d'Azyr. Il fit appel à Fourcroy, Hallé, Andry, Thouret, Jean Verdier, et tant d'autres, qui élaborèrent un ouvrage entièrement nouveau. Le tome I, parut en 1787 à Paris, chez Panckoucke, et à Liège chez Plomteux ; et les volumes se succédèrent régulièrement, jusqu'en l'année 1793, qui vitpublier le tome VI. Mais la mort de Vicq d'Azyr, survenue le 20 juin 1794, et les calamités de ces temps troublés en interrompirent le cours, et ce n'est que beaucoup plus tard que les survivants, regroupés autour de Mahon, reprirent leur tâche.

Le tome VII parut en 1798, « an VI de la République ». On n'avait encore atteint que la lettre H. Bientôt le laborieux et modeste Mahon mourut. Brieude, le doyen de ses collaborateurs, ne put soutenir les engagements que sa santé précaire et son âge rendaient trop lourds, et passa la direction à Macquart, savant plus actif, mais qui ne tarda pas à succomber à la tâche. Il fallut dix ans pour que « l'Immortel Génie qui gouvern[ait] l'Empire français [ayant] fait succéder le calme à la tempête », le tome VIII fût donné au public par les soins de M. Petit-Radel, lequel s'éteignit à son tour en 1814. Il semblait que, depuis Vicq d'Azyr, une fatalité mystérieuse poursuivît le rédacteur en chef de l'Encyclopédie.

Cependant, M. Moreau, qui n'était point superstitieux, se dévoua : ce fut, dit-il, « avec plus de zèle que de prudence ». La tâche était ardue de compléter, sans trop de disparate, un projet vieux de plus de trente ans ; de mettre en harmonie des tomes déjà vieillis, échelonnés de loin en loin, dans une période de transformation scientifique incessante, avec une suite plus neuve, au courant des derniers progrès ; tout en conservant à l'ensemble de l'ouvrage l'unité du plan primitif. Dans l'esprit de Vicq d'Azyr comme dans celui de ses devanciers (1) la partie médicale de l'Encyclopédie, n'était point seulement un memorandum technique, « un répertoire isolé des sciences médicales », mais une partie « aussi étendue qu'importante d'une exposition générale des connaissances humaines », et se rattachant, par conséquent à cet ensemble, par des vues générales et des principes de philosophie scientifique. Or, dans ce domaine, que de changements prodigieux depuis 1787 : la réunion de la médecine et de la chirurgie, la création des Ecoles de santé, l'invasion et la chute successives, sur les ruines « de la philosophie scolastique », d'une foule de « théories tirées des sciences plus ou moins étrangères à l'art de guérir (les mathématiques, la physique, la chimie et la philosophie spéculative (2) », la lutte entre le néo-hippocratisme de Pinel et la doctrine physiologique de Broussais, les progrès de la physiologie, devenue, sous l'impulsion de Chaussier, de Dupuytren, de Magendie, une science expérimentale ; le développement de l'anatomie générale et pathologique, de la médecine légale et de la médecine mentale, toutes ces innovations inconnues de la lettre A à la lettre M, et qu'il fallait traiter entre l'M et le Z, tel était le problème que tenta de résoudre, en 1821, le tome X de l'Encyclopédie rédigée par une Société de médecins, mise en ordre, publiée par Vicq d'Azyr et continuée par M. Moreau de la Sarthe. »

Moreau, qui déjà avait achevé le tome IX, abandonné par Petit-Radel expirant, s'était entouré d'une pléiade de collaborateurs, parmi lesquels Breschet,

(1) « L'ordre encyclopédique de nos connaissances... consiste à les rassembler dans le plus petit espace possible et à placer pour ainsi dire le philosophe au-dessus de ce vaste labyrinthe dans un point de vue fort élevé d'où il puisse appercevoir à la fois les sciences et les arts principaux ; voir d'un coup d'œil les objets de ses spéculations et les opérations qu'il peut faire sur ces objets, distinguer les branches générales des connaissances humaines, les points qui les séparent ou qui les unissent, et entrevoir même quelquefois les routes secrètes qui les rapprochent. » (Préface de l'*Encyclopédie*, t. I, Paris 1751, in-folio, p. XV.)

(2) On édifia en Allemagne des systèmes médicaux sur le Kantisme (Treviranus, Girtanner) et sur les doctrines de Fichte !

Chamberet, Coutanceau, Desormeaux, Desplas, Groonier, Louyer-Villermay, Magendie, Thillaye, Nicolas, Villermé, de Kergaradec et Laënnec. Le tome XI fut mis au jour en 1824.

Moreau ne manqua pas d'y consacrer un important article à l'Ecole de Médecine et de dire en termes mesurés, mais fort nets, ce qu'il pensait des réformes subversives qui avaient décimé le personnel et entravé l'essor de cette institution. Le *Constitutionnel* y vit une bonne occasion de dauber M. de Corbière et n'omit point de signaler l'ouvrage en ses colonnes : « En parcourant la longue série des travaux utiles et mémorables de cette précieuse école, quelques personnes se demanderont comment elle a pû être supprimée par M. de Corbière. D'autres répondront : Comment ne l'aurait-elle pas été ? Et le savant historien, professeur bibliothécaire lui-même, comment lui a-t-on enlevé une place qu'il remplissait avec tant d'honneur depuis 25 ans ? Heureusement qu'il n'est pas plus possible à M. de Corbière de destituer les hommes de talent de leur esprit qu'il ne serait possible à ceux-ci de donner à M. de Corbière ce qu'il n'a pas (1). »

Ce que n'avait pu faire le ministre, le Destin allait s'en charger, le *Fatum* impitoyable aux rédacteurs de l'*Encyclopédie.* Moreau ne vit point l'apparition du XIIe volume, qui fut terminé par Thillaye, et le tome XIII et dernier ne fut imprimé qu'en 1830, quarante-trois ans après les premiers fascicules et quatre ans après la mort de Moreau.

Depuis longtemps, la santé de notre compatriote déclinait. Atteint de phtisie pulmonaire, il surveillait les progrès du mal « avec ce calme et cette heureuse résignation qui résultent d'une vie probe et employée toute entière au soulagement de l'humanité (2) ». Au mois de juin 1826, son état s'aggrava. Sous couleur de donner au public des nouvelles de « ce vertueux

(1) *Le Constitutionnel,* 12 juin 1826, p. 3.

(2) Nicolas, *loc. cit.*

citoyen », une de ces petites biographies satiriques qu'on se passait alors sous le manteau dans les couloirs de la Faculté pour taquiner Frayssinous et Corbière, rappelait que si « le mérite de M. Moreau l'avait fait nommer bibliothécaire... un autre genre de mérite, l'indépendance de son caractère et sa grandeur d'âme l'en a[vait] fait expulser par ce ministre (1).

Moreau, s'éteignit à Paris, 10, rue de Seine, le 13 juin 1826 (2), sans doute dans les bras de sa belle amie, Madame Talma, laquelle se conserva beaucoup mieux que lui (3).

Une clause du testament de Moreau prolongea en quelque sorte après sa mort l'expression de la bienveillance qu'il avait toujours témoignée aux étudiants laborieux : « Je veux, disait-il, que mes livres de médecine soient donnés par concours et comme prix à celui des élèves qui au jugement d'une commission nommée pas l'Académie aura montré le plus de connaissance dans la littérature et la philosophie médicales. » Cette disposition communiquée par l'exécuteur testamentaire au Secrétaire perpétuel, fut an-

(1) *Biographie des médecins français vivants et des Professeurs des Ecoles*, par un de leurs confrères docteur en médecine, Paris 1826, in-18°, p. 92, et *supplément*, p. 146.

(2) Pagel, après Besnard dit par erreur, le 3 juin (*Loc. cit.*, t. II, p. 299). L'acte de décès de Moreau ne figure pas à l'état civil reconstitué aux archives de la Seine ; mais les registres de déclarations de successions conservés à la direction de l'Enregistrement confirment la date du 13 juin.

La nouvelle fut communiquée le 27 juin 1826 par M. et Mme Simier, beau-frère et sœur du défunt, à la Société royale des Arts du Mans, laquelle témoigna « qu'elle partageait le regret de la famille et conservait le souvenir des services rendus aux lettres et à l'humanité par cet honorable compatriote », son correspondant. (Proc.-verb. de la Société Royale des Arts, Reg. 12, f° 329. Arch. de la Soc. d'Agric., Sc. et Arts de la Sarthe.)

(3) Elle ne mourut que le 15 avril 1838. Embaumée par le fameux Gannal, elle fut exhumée le 14 avril 1839 en présence du comte de Chalot son gendre, des Drs Désirabode fils, Colombat de l'Isère et du commissaire de police Prunier-Quatremère. Encore que la défunte n'eut point gagné en beauté dans le noir séjour, le commissaire ne laissa point d'attester l'excellence des procédés conservateurs de M. Gannal. — (J. N. Gannal, *Histoire des Embaumements*, Paris, Desloges, 1841, in-8°, p. 443-447.).

noncée à l'Académie le 4 juillet 1826, et les conclusions du baron Double, rapporteur, déposées le 5 septembre, furent discutées dans les séances des 19 septembre, 3 octobre et 7 novembre (1). Quant au bénéficiaire il ne fut désigné qu'en 1829.

Moreau appartenait encore aux Sociétés de médecine de Lyon, de Montpellier, de Bruxelles, à l'Académie de Vilna, etc., etc. Malgré tous ces titres, il ne semble pas qu'il ait jamais été assez bien en cour pour y joindre la qualité de membre de la Légion d'honneur.

V.

En dépit d'une œuvre assurément considérable, Moreau n'a pas laissé de traces bien profondes dans la Science. Critique érudit, journaliste fécond, il fût l'hôte de tribunes éphémères, le rédacteur élégant d'une foule de mémoires et d'opuscules de circonstance, œuvre louable d'ailleurs, encore que sans lendemain, et qui nous laisse regretter que la critique médicale soit aujourd'hui tombée, ou peu s'en faut, au rang des prospectus de librairie. Quelques fragments assez fouillés de philosophie et de biographie médicale, épars dans l'*Encyclopédie méthodique* ; en particulier ses articles sur Antoine Petit, sur Cabanis et la médecine morale, sur l'Ecole de santé de Paris, bourrés de faits et de renseignements qu'on ne trouve point ailleurs, telle est la partie de son œuvre qu'il est encore profitable de compulser aujourd'hui; et la seule contribution durable qu'il ait apportée, en dehors de son enseignement oral, à l'histoire de la médecine. Il se recommande encore à l'estime des érudits par le soin qu'il a pris des travaux d'au-

(1) Voir les conditions du concours, arrêtées sur le rapport de Double, in-Journal général de médecine, chirurgie, pharmacie, t. CIII, 1828, p. 254-255.

trui : annotateur de Lavater et de Schwilgué, continuateur des encyclopédistes, éditeur et panégyriste de Vicq d'Azyr, il a plus fait pour leur réputation que pour la sienne.

Un de ses biographes prétend que l'ancien Régime « s'opposait à l'instruction des masses... [et] était parvenu à étouffer les idées de patrie et de liberté. » N'en déplaise à M. Nicolas, j'estime que les Oratoriens Manceaux et autres éducateurs de l'ère despotique, à qui l'on doit la formation intellectuelle des bourgeois libéraux de 89, ne les avaient point atrophiés autant qu'on veut bien le dire. Moreau fut, avec Cabanis, le dernier des médecins *philosophes*. Et comme, à titre de philosophe, il avait beaucoup d'illusions sur l'Humanité, il gardait le culte de la Liberté en face même des excès de la Révolution. Libéral, Moreau le fut toute sa vie : il le fut en dépit des « temps affreux » de la « persécution révolutionnaire » (1) et des « vandales » du Directoire (2). Il le demeura sous l'Empire, « trop éclairé qu'il était dans son amour des hommes et de la patrie pour penser que l'éclat de la gloire ou les avantages de la conquête puissent jamais faire accepter par des âmes généreuses le fléau de la guerre et l'établissement du despotisme (3). » Et peut-être cette horreur instinctive du « despotisme militaire » (4) lui fit-elle méconnaître en Napoléon le réorganisateur nécessaire au lendemain de l'anarchie jacobine et l'homme qui sut réconcilier les principes de l'ordre avec ceux de la Révolution. Par contre, son cœur de bibliophile fut touché de la « bonté du roi » lequel, en « sa munificence » (5)

(1) MOREAU, *Encycl. méth.*, t. X, art. *Moral*, p. 253, col. 1. — « Niveleurs, égorgeurs et vandalistes, clame-t-il ailleurs à la face des Jacobins, Tarquin vous a bien plus servi de patron que ce Brutus avec la vertu duquel contrastent si fortement votre égoïsme et vos crimes ! » (*Eloge de Félix Vicq d'Azyr*, p. 49.)

(2) *Encycl. méth.*, t. XI, art. *Paris (Faculté nouvelle, Ecole de médecine de)*, p. 393, col. 1 et col. 2, note.

(3) *Ibid.*, t. X, p. 254, col. 1.

(4) *Ibid.*, t. XI, p. 355, col. 2.

(5) *Ibid.*, p. 370, col. 2, note.

daigna accorder aux collections dont il avait la garde les *Mémoires de l'Institut d'Egypte* et l'*Iconographie* gréco-romaine de Visconti ; sa plume accorda dès lors à « l'auguste auteur de la Charte » (1) l'éloge déférent et discret qu'elle avait toujours refusé à Bonaparte. Mais c'était peu, et c'était trop, aux yeux des *ultra* de la Restauration. Les opinions constitutionnelles de M. Moreau lui valurent d'être chassé par ceux qu'on appelait alors les suppôts du « jésuitisme » d'une place où il n'avait point démérité. Ce qui ne l'empêcha point de conserver jusqu'à la fin cette indépendance morale qui est, ou devrait être l'apanage du médecin, n'ayant jamais rien sollicité des grandeurs de chair que le droit de se dévouer à ses semblables et de poursuivre ses travaux.

(1) *Ibid.*, p. 394, col. 2.

OUVRAGES DE MOREAU DE LA SARTHE [*]

Essai sur la gangrène humide des hôpitaux, d'après l'état actuel des connaissances chimiques et physiologiques, par les CC. Moreau... et Burdin..., suivi d'un extrait du rapport qu'en ont fait à la Société de Santé de Paris les citoyens Fourcroy, Heurteloup et Portal, Paris, Régent et Bernard, an V (1796) 48 p., in-8°.

Eloge de Félix Vicq d'Azyr, suivi d'un Précis des travaux anatomiques et physiologiques de ce célèbre médecin, présenté à l'Institut... Paris, Laurens, Méquignon, Croullebois, De Senne, an VI, 56 p., in-8°.

Analysé in *Recueil périod. de la Soc. de Médecine de Paris*, t. III, an VI, p., 157 et suiv.

Esquisse d'un cours d'hygiène ou de médecine appliquée à l'art d'user de la vie et de conserver la santé : extrait d'une partie des leçons d'hygiène faites pour la première fois au Lycée Républicain en l'an VIII... accompagné de notes, de deux tableaux analytiques, et d'un précis d'histoire naturelle de l'homme et de physiologie présenté comme introduction... Paris, Tiger, Gabon, Bernard, s. d., XXIV-97 p., in-8°.

Traité historique et pratique de l'Inoculation de la Vaccine, Paris, Bernard, an IX (1801) XVI-346 p., in-8°.

Dissertation sur la gangrène humide des hôpitaux, présentée et soutenue à l'Ecole de médecine de Paris le [24 v^re] an XI. Paris, Impr. Valade, an XI, 1803, 19 p pet. in-8°.

Histoire naturelle de la femme, suivie d'un traité d'hygiène appliquée à son Régime physique et moral aux différentes époques de la vie, Paris, Duprat, Letellier et Cie, 1803, 3 vol. in-8°, paginés 1-358, 359-744, et 1-459 p.

(*) Une certaine quantité d'articles de Moreau, introuvables ailleurs, sont conservés à la Bibl. de la Fac. de méd. de Paris, cote 35.276.

(Analysé dans les *Affiches* du Mans des 25-30 floréal an XI, nos 47-48, p. 187-188 et 191-192) et dans la *Gazette Nationale* (Moniteur) n° 349, 19 fruct. an XI, 6 sept. 1803, p. 1539-1540.

[Editeur des] *Œuvres de Vicq d'Azyr recueillies et publiées avec des notes et un discours sur sa vie et ses ouvrages*, Paris, Duprat, Duverger, an XIII, 1805, 6 vol. in-8°, et un atlas de planches in-f° (frontispice de Girodet, gravé par de Launay).

Notice sur les rapports du physique et du moral de l'homme tirée de l'ouvrage de M. Cabanis deuxième édition (au faux titre : *Mélanges de littérature et de philosophie médicales*), Paris (sans nom d'éditeur) an XIII, 25 p., in-8° (Bibl. de la Fac. de méd. de Paris, n° 34.171).

[Editeur du] *Recueil des observations et des faits relatifs au croup* (par Schwilgué), Paris, Imprimerie impériale, juin 1808, 140 p., in-8°. — La table bibliographique (p. 133-140) a été dressée par Moreau.

Notice sur *Hippocrate*, S. l. n. d. (Paris, 1810, 6 fos in-12, non paginés).

Lettres sur la vie des plantes à Madame Ad. Br. [anonyme], Paris, 1806, petit in-8°.

Fragments pour servir à l'histoire des progrès de la médecine en France (Extr. du *Moniteur*), Paris, 1813, 60 p., petit in-8° (C. R. du *Traité des maladies... du cœur, de Corvisart*. V. ci-dessous).

L'Art de connaître les hommes par la Physionomie, par Gaspard Lavater. *Nouv. édit. corrigée et disposée dans un ordre plus méthodique, précédée d'une notice historique sur l'auteur, augmentée d'une exposition des recherches ou des opinions de La Chambre, de Porta, de Camper, de Gall, sur la physionomie, d'une histoire anatomique et physiologique de la face*, par M. Moreau (de la Sarthe), Paris, Depélafol, 1820, 10 vol. in-8°.

Belle édition illustrée de 600 gravures en taille douce dont 82 coloriées. — Réédition par Maygrier de l'ouvrage publié en 1806-09, par Moreau seul. Paris, Prud'homme, Nicolle, 10 vol. in-8°. — Une 3e éd. a été donnée à Paris, chez Depélafol, 1835, 10 vol. in-8°.

Description des principales monstruosités dans l'homme et dans les animaux, précédée d'un discours sur la Physiologie et la classification des monstres, par L. J. Moreau de la Sarthe, avec 42 fig. coloriées et gravées par N. F. Regnault, Paris, Fournier frères, 1808, atlas in-f°.

Remarques sur le projet d'ordonnance relatif à l'Académie royale de Médecine, lues dans la séance du 22 mai 1821, Paris, Impr. Vve Agasse, 1821, 1 feuillet liminaire non paginé, et 18 p. in-8°.

Dans l'**Encyclopédie méthodique** (*Médecine*), Paris et Liège, 1787-1830, 13 vol. in-4°, les articles suivants (nous ne signalons que ceux de quelque importance) :

Tome IX (1816). — *Médecine clinique* (histoire de l'enseignement clinique). — *Médecine mentale* (détails sur la mort de Daubenton et de Broussonnet, p. 195). — *Médecine morale* (art. presque tout entier consacré à l'histoire de la médecine mentale). — *Médecine navale.* — *Médecine publique.* — *Médecine vétérinaire* (*Considérations historiques de*). — *Médecins archiâtres.* — *Médecins* (*existence civile des*). — *Médecins experts, médecins jurés.* — *Médecins jurés* (*organisation, instruction des*). — *Médecins modernes et médecins modernes comparés aux anciens.* — *Médicale* (*matière*). — *Médicaments.* — *Médications.* — *Médicinales* (*propriétés médicinales des plantes*). — *Médico légal.* — *Membranes* (*Considérations anatomiques et pathologiques des*). — *Mémoire, souvenir.* — *Mendians, mendicité.* — *Méningitis.* — *Méningo-gastriques* (*Fièvres*). — *Menstruation.* — *Menstrues.* — *Mer* (*eau de la*). — *Mer* (*hommes de*).

Tome X (1821). — *Considérations préliminaires.* — *Meselerie.* — *Mésentérique* (*atrophie*). — *Mésentérique* (*Fièvre entéro*). — *Mesmérisme.* — *Métastases.* — *Météorisme.* — *Méthodes, Méthode d'études, Méthode thérapeutique, Méthode de traitement.* — *Métiers* (*Insalubrité des*). — *Métis.* — *Métralgie.* — *Métrite.* — *Métrorrhagie.* — *Miasme.* — *Midi.* — *Miel.* — *Migraine.* — *Miliaire* (*Addition*). — *Miliaire* (*Fièvre miliaire des femmes en couches*). — *Minérales* (*Eaux*). — *Mines.* — *Mineurs* (*maladies des*). — *Minoratif.* — *Moelle.* — *Moïse.* — *Momie.* — *Monastiques* (*ordres*). — *Monocotylédone.* — *Monomanie.* — *Monstres.* — *Monstruosités.* — *Mont d'Or* (*Eaux minérales du*). — *Montpellier* (*Médecins, Ecole, Faculté de*). — *Moral* (*Le moral, le système moral de l'homme*). (Nombreux détails sur Cabanis). — *Mortalité des blessures.* — *Motilité.* — *Mucosité.* — *Mue.* — *Muet.* — *Muqueuse* (*fièvre*). — *Muqueuse.* — *Muqueuses* (*membranes*). — *Muscle.* — *Naissance.* — *Naissances précoces, naissances tardives.* — *Naissances extraordinaires.* — *Narcotiques.* — *Nature.* — *Nature de l'homme.* — *Naturelles* (*familles*) *des plantes.* — *Navale* (*Hygiène*). — *Navigation.* — *Né* (*nouveau*). — *Névralgie.* — *Névroses.* — *Nitrique* (*acide*). — *Noire* (*maladie*). — *Noix-vomique*. — *Nomenclature*. — *Nosogénie*. — *Nosographie* (Moreau propose dans cet article une nouvelle classification des maladies). — *Nourrice*. — *Nourriture*.

Tome XI (1824). — *Nutrition*. — *Obésité*. — *Observation*. (Histoire de la médecine d'). — *Odeurs*. — *Odorat*. — *Œil*. — *Œsophage*. — *Œstre*. — *Œuf*. — *Olivier* (biogr. méd. — *Onction*. — *Onguent*. — *Opérations*. — *Ophtalmie*. — *Opium*. — *Or*. — *Oranger*. — *Oreille*. — *Oreillon*. — *Organiques* (*Adhérences*, *Altérations*, *Corps*, *Dégénérescences*, *Lésions*, *Maladies*). — *Oribase*. — *Orientaux* (*Hist. de la méd.*). — *Orteils*. — *Otalgie*. — *Otite*. — *Otologie*. — *Ouverture des cadavres*. — *Ovaire*. — *Ozène*. — *Pain*. — *Pâles couleurs*. — *Palestre*. — *Palliatif*. — *Palpitation*. — *Panaris*. — *Paracelse*. — *Paracousie*. — *Paralysie*. — *Paraplégie*. — *Paré* (Biogr. méd.). — *Paris* (*Ville de*), *Chirurgiens des Ecoles de médecine de*, *Faculté nouvelle*, *Ecole de médecine de*). — *Parotide*. — *Passion iliaque*. — *Passions*. — *Pâtes*. — *Pathologie*. — *Pathologique* (*anatomie pathologique*). — *Patin* (*Gui*). — *Patin* (*Charles*). — *Pays* (*maladie du pays*). — *Peau* (*hygiène générale*, *pathol. cosmét. en particulier*, *pathologie générale*). — *Pédiluve*. — *Pédionalgie*. — *Pellagre*. — *Pendaison*. — *Perception*. — *Perceptions*. — *Percy*. — *Perforation*. — *Perforations* (*méd. lég.*). — *Périodicité*. — *Périoste*. — *Péristaltique*. — *Péron* (*François*). — *Perrault* (*Claude*). — *Pertes*. — *Perturbation*. — *Peste*. — *Petit* (*Antoine*) (quelques détails peu connus sur la mort de Cabanis). — *Petit* (*Etienne* Pourfour du). — *Petit* (*François*). — *Petit* (*Jacques*). — *Petit* (*Jean-Louis*). — *Petit* (*fils*). — *Petit* (*Marc-Antoine*). — *Petit* (*Pierre*). — *Petit Radel*. — *Petit-lait*. — *Peyrilhe*. — *Peyronie* (*de la*). — *Pfeffer*. — *Pharmacie*. — *Philobiosie* (Anecd. sur Hallé). — *Philosophe*, *philosophie médicale*. — *Phimosis*. — *Phlébite*. — *Phlegmasies*. — *Phosphore*. — *Phosphorescence*, *Ph. des plaies*. — *Phthisie*.

Tome XII (1827). — *Physiologie*. — *Physiologique* (*Doctrine*). — *Physiologiques* (*Sciences physiologiques et anatomiques*) (Histoire).

Dans le **Dictionnaire des Sciences médicales**, Paris, Panckoucke, 1812-22, 60 vol. in-8°.

Tome XLVIII (1820). — Art. *Rêves*, p. 245-300.

Tome LII (1821). — Art. *Songes*, p. 150-152.

Dans le **Recueil périodique de la Société de Médecine de Paris** :

Fragments d'une topographie historique et médicale de Nantes (t. III, Paris, an VI, 1797-98, p. 277-291).

Extrait de deux mémoires sur la circulation oscillatoire du sang dans le corps humain, par G. Sotira. (*Ibid.*, p. 402-407).

Extrait d'une dissertation sur la connexion de la vie avec la respiration par E. Goodwin, Ibid., p. 407-411.

Extrait des actes de la Société de médecine; chirurgie et pharmacie de Bruxelles, t. I, Ibid., p. 489.

Observation sur une manie guérie par la coupe des cheveux et à ce sujet plusieurs considérations physiologiques sur l'importance des cheveux et des poils et suivies d'une Notice sur le mémoire de Lavoisier et Séguin sur la transpiration des animaux (t. IV, an VI, 1798, p. 280-289, et s. l. n. d., Impr. de la Soc. de méd., 17 p., in-8°.

Notice sur le Tableau élémentaire d'Histoire naturelle des animaux par le Cit. Cuvier (t. IV, p. 145-149).

Notice sur la partie médicale des Mémoires de l'Académie des Sciences année 1790; Extr. du Mémoire de Lavoisier et Séguin sur la transpiration des animaux, Ibid., p. 313-317.

Extrait des Mémoires que les Cit. Portal, Alph. Leroi et Pinel ont insérés dans le Recueil des Mémoires de la Société médicale d'émulation de Paris, Ibid., p. 388-393.

Notice et observations sur un ouvrage ayant pour titre : Essai d'un système chimique de la Science de l'homme par J. B. T. Baumes, Ibid., p. 393-398.

Extrait d'un C. R. à la classe des Sciences mathématiques et physiques de l'Institut National des premières expériences faites en floréal et prairial de l'an V par la Commission nommée pour examiner et vérifier les phénomènes du galvanisme, Ibid., p. 482-491.

Quelques observations sur différentes maladies à la guérison desquelles les ressources pharmaceutiques n'ont point concouru, suivies de considérations morales et physiologiques sur la consomption et de réflexions physiologiques sur l'emploi médical des passions considérées comme des modifications du système nerveux susceptibles d'être comparées à l'action des médicaments qu'elles peuvent remplacer avec avantage, Ibid. t. (VI, an VII, p. 226-231, 295-316, 388-396. Et Paris, an VII, Croullebois et Gabon, 44 p., in-8°.

Notice et observations médicales sur le Recueil des Mémoires relatifs aux établissements d'humanité, traduit de l'anglais et de l'allemand, t. VI, Paris, an VII, p. 53-66, et s. l. n. d., 19 p., in-8°.

Extrait des thèses soutenues à l'Ecole de Médecine de Paris, *Ibid.*, p. 66-74.

Expériences du citoyen Buniva relatives aux différences de l'injection dans l'animal vivant et dans le cadavre, communiquées par le Cit. Moreau, t. VII, Paris, an VIII, p. 110-112.

Les lois éclairées par les Sciences physiques, etc., par L. Fodéré (Analyse), *Ibid.*, p. 124-128.

Précis d'expériences et observations sur les différentes espèces de lait par Parmentier et Deyeux (Analyse), *Ibid.*, p. 128-136.

Table synoptique... du Cours d'Anatomie du Cit. Chaussier, *Ibid.*, p. 136-139.

C. R. de la *Séance publique tenue à l'Ecole de Médecine de Paris, le 21 vendémiaire, an VIII*, *Ibid.*, p. 139-148.

Discours sur les fièvres pernicieuses ou ataxiques intermittentes, par le C. Alibert (Analyse), *Ibid.*, p. 299-308.

Extrait du Traité des membranes..., par X. Bichat, *Ibid.*, p. 321-342 et 457-462.

Quelques réflexions philosophiques et médicales sur l'Emile faisant partie de la cinquième Séance publique de la Société de Médecine, t. VIII, Paris, an VIII, p. 81-116, et tiré à part, Paris, Impr. de la Société de médecine, an VIII, 38 p., in-8°.

Recherches anatomiques sur la position des glandes et leur action par Th. Bordeu (Analyse), *Ibid.*, p. 137-140.

Leçons d'anatomie comparée de G. Cuvier (Analyse), *Ibid.*, p. 186-208.

Dans les **Mémoires de la Société médicale d'Emulation**.

Observations sur un fait de médecine morale, t. I, 2e éd., Paris, an XI, 1802, p. 82-85.

Sur l'alaitement maternel. Traduction du premier chapitre des Nuits attiques d'Aulu-Gelle suivie de quelques observations philosophiques et médicales sur la manière dont Rousseau a traité la même question, *Ibid.*, p. 474-480.

Quelques considérations sur l'hermaphrodisme suivies de l'Extrait d'une observation du Cit. Giraud sur une conformation monstrueuse des parties sexuelles, *Ibid.*, p. 399-403.

Quelques observations sur différentes circonstances de maladies à la guérison desquelles les ressources pharmaceutiques n'ont point concouru, suivies de considérations phychologiques et médicales sur la consomption (spleen), t. II, 1re éd., Paris, an VII, p. 178-215. (Reproduit partiellement dans le t. VI du Recueil pér. de la Soc. de Méd. de Paris, cf. ci-dessus).

Dans la ***Gazette Nationale ou le Moniteur universel*** :

Grammaire philosophique. Altérations et Analyse des mots

des langues latine et française (C. R. de l'ouvrage intitulé : *Lexycographie et Lexycologie* latine et française, par P-F.-R. Butet de la Sarthe), nº 345, 15 fructidor an IX, p. 1427-1428.

Exposition et critique du système de Gall sur la cause et l'expression des principales différences de l'esprit et des passions, nºs 164, 173, 179; 14, 23 et 29 ventôse an XIII (5, 14, 20 mars 1805), pp. 707-708, 740-742, 763-764.

Sur un prodige d'intelligence dans un enfant de sept ans et quatre mois né à Vimoutiers, département de l'Orne, nº 167, 17 vent. an XIII, 8 mars 1805, p. 719-720.

Essai sur les maladies organiques du cœur et les lésions des gros vaisseaux, extrait des leçons de clinique de J.-N. Corvisart... publié par C.-E. Horeau... Notice sur cet ouvrage, nº 137, 17 mai 1806, p. 683-684.

C. R. d'un discours de Leroux pour l'inauguration des nouvelles salles de clinique de l'Ecole de médecine, nº 238, 26 août 1806, p. 1069-1070 (anonyme).

C. R. des *Observations sur les affections catarrhales en général et particulièrement sur celles connues sous le nom de rhumes de cerveau et de poitrine, par J.-G. Cabanis...* nº 163, 12 juin 1807, p. 641.

Notice sur la distribution des prix faite par S. Exc. le Ministre de l'Intérieur aux élèves sages-femmes de la Maternité, le 29 décembre 1807, 18 fév. 1808, p. 196.

Notice sur M. Schwilgué, docteur en médecine de l'Ecole de Paris, membre adjoint de la Société de médecine de cette Ecole, nº 46, 15 fév. 1808, p. 184-185.

Nécrologie (C. R. des obsèques de Cabanis), nº 143, 22 mai 1808, p. 562.

Rapports de MM. Hallé et Moreau (de la Sarthe) sur deux mémoires relatifs aux moyens de rendre l'ouïe aux sourds-muets, présentés à la Société de l'Ecole de médecine de Paris par M. Itard, médecin de l'Institution des sourds-muets, nº 221, 8 août 1808, p. 874-875, et nº 222, 9 août, p. 878.

C. R. de la *Nouvelle méthode pour reconnaître les maladies internes de la poitrine par la percussion de cette cavité par Avenbrugger, ouvrage traduit du latin et commenté par J.-N. Corvisart...*, nº 239, 26 août 1808, p. 942-943.

Analyse et critique de l'ouvrage : *Des erreurs populaires relatives à la médecine, par M. Richerand*, nº 107, 17 avril 1810, p. 424-426.

Nécrologie (C. R. des obsèques de Thouret), nº 176, 25 juin 1810, p. 694.

Analyse et critique des *Eloges des académiciens de Montpellier, recueillis, abrégés et publiés par M. le baron Desgenettes*, n° 110, 20 avril 1811, p. 424.

Notice sur la deuxième édition du Traité de l'aliénation mentale de Ph. Pinel, n° 229, 17 août 1811, p. 876-878.

Notice sur la seconde édition du Traité de l'aliénation mentale par Ph. Pinel, professeur à l'Ecole de Médecine de Paris, n° 95, 4 mars 1812, p. 373-376, et t. à part sous le titre : *Fragmens p. servir à l'hist. de la médecine des maladies mentales*, Paris, 1812, 102 p., petit in-8°.

Notice sur la seconde édition de l'Essai sur les maladies et les lésions organiques du cœur et des gros vaisseaux, par J.-N. Corvisart, 19 août, 22, 24 et 27 déc. 1812, n°s 232, 357, 359, 362, p. 912-913, 1412-1414, 1420-1422, 1435-1436.

Notice sur la partie du magnétisme animal relative à l'histoire de la physiologie et de la médecine morale, n°s 111, 113, 118, 120 ; 21, 23, 28 et 30 avril 1813, p. 430-432, 439-440, 457-459, 466-467 et t. à p., Paris, 1813, 50 p., petit in-8°.

C. R. de l'ouvrage intitulé : *De l'influence exercée par la médecine sur la renaissance des lettres, par M. Prunelle*, n° 149, 29 mai 1813, p. 582-583, et n° 152, 1 juin 1813, p. 595-596.

De la retraite, établissement fondé pour le traitement de la démence dans l'York-Shire, des intentions philanthropiques des quakers en faveur des aliénés, et des observations de M. Mason Cox sur la folie, n° 51, 20 fév. 1814, p. 202-203.

Notice sur Bethléem ou Bedlam et sur plusieurs autres établissemens particuliers ou publics consacrés en Angleterre en (sic) *traitement des aliénés. — De Bedlam et des observations qui y ont été recueillies par John Haslam*, n° 41, 10 fév. 1814, p. 161-162 (anonyme).

Du Docteur Willis et de son établissement pour la guérison des aliénés, n° 39, 8 février 1814, p. 154-155, et t. à p., 8 p. in-8° (1).

Notice sur la 5e édition de la Nosographie philosophique de M. Pinel et Coup d'œil historique sur la marche et les progrès de la médecine dans la classification des maladies, n° 88, 29 mars 1814, p. 351-352.

Nécrologie. Discours de Moreau aux obsèques de Petit Radel, n° 343, 9 décembre 1815, p. 1366.

(1) Une partie de ces travaux ont été tirés à part sous le titre de *Fragments pour servir à l'histoire de la médecine des maladies mentales; et de la médecine morale*, 1re série, Paris (sans nom d'éditeur), 1812, 102 p. in-8° (Bibl. de la Fac. de méd. de Paris, n° 34171) et 2e série, Paris, 1814, 20 et 8 p. in-8.

Notice et réflexions sur la *Séance publique de la Faculté de médecine de Paris, pour l'ouverture de ses cours, et la distribution des prix à ses élèves de l'École pratique pour l'année 1816* (Moniteur, n° 351, 16 déc. 1816 p. 1405-1406et Paris, Impr. Vve Agasse, 1816, 16 p., petit in-8°

C. R. critique des *Nouveaux Élémens de physiologie, par Anthelme Richerand*, n° 281, 8 octobre 1817, p. 1112.

Dans le **Journal des Débats et loix du pouvoir législatif**.

Note sur un cas de développement physique précoce chez un enfant de 10 ans, 10 vent. an XIII, 1er mars 1805, p. 3, col. 1.

Dans le **Bulletin de la Faculté de médecine de Paris et de la Société établie dans son sein** :

Discours prononcé par M. Moreau aux obsèques de M. Philippe Petit-Radel, Docteur régent de l'ancienne Faculté de médecine de Paris, professeur de la Faculté actuelle, membre de plusieurs Sociétés savantes, etc., etc., t. IV, 1814-15, Paris, 1814, in 8°, p. 467-471.

Dans *le* **Mercure de France** :

Notice sur la vie et les ouvrages de Lavater, et t. à p., Paris, 1814, Impr. Fain, 32 p., petit in-8.

Dans la **Bibliothèque médicale** :

Des études du médecin, de leurs connexions et de leur méthodologie. (Extr. du discours prononcé à la rentrée de la Faculté de médecine de Montpellier le 17 nov. 1815, par M. Prunelle, et t. à p., s. l. n. d., 40 p., petit in-8°.

Décade philosophique, littéraire et politique

Dans la **Décade philosophique, littéraire et politique** (devenue, depuis l'an XIII, *Revue philosophique*).

Quelques réflexions philosophiques et médicales sur l'Emile communiquées à l'une des Séances littéraires du Lycée républicain, n° 26, 20 prairial an VIII, p. 449-460.

Notice bibliographique sur différens objets de science et de philosophie, nos 6 et 7, 30 brumaire et 10 frimaire an IX, p. 321-325 et 385-390.

Encore des réflexions et des observations relatives à l'influence du moral sur le physique, et à l'emploi médical des passions, des affections et des émotions, nos 11, 12, 20 et 30 nivôse an IX, p. 69-75 et 134-141.

Esquisse d'un tableau historique de la découverte et de la propagation de la vaccine, lue au Lycée républicain et fesant partie de la 6e séance publique de la Société de médecine de Paris, n° 17, 10 vent. an IX, p. 385-395.

Traité médicophilosophique sur l'aliénation mentale, par Ph. Pinel... *Extrait* par J.-L. Moreau, n° 26, 20 prairial an IX, p. 458-467.

Quelques réflexions sur la nature des sentimens que fait éprouver la beauté, n° 29, 20 mess. an X, p. 70-77.

Exposition et critique du système du Docteur Gall sur la cause et l'expression des principales différences de l'esprit et des passions, lues à l'Athénée de Paris, n°s 12, 13, 14, 30 niv., 10, 20 pluv. an XII, pp. 129-137, 193-202, 256-265.

Notice sur le nouvel ouvrage que M. Alibert vient de publier. [Nouveaux éléments de thérapeutique], n° 34, 10 fruct. an XII, p. 390-397.

Considérations sur quelques traces de l'état sauvage chez les peuples policés, et histoire particulière du petit canton de Saterland, n° 35, 20 fruct. an XII, p. 449-457.

C. R. des *Leçons d'anatomie comparée* de G. Cuvier, publiées par G.-L. Duvernoy (Extr. de la Revue philosophique, s. l. n. d.).

C. R. de la *Nosographie chirurgicale*, par Anthelme Richerand (Id., s. l. n. d., 4 p., petit in-8°).

Notice sur des Recherches présentées par M. Dupuytren et relatives au genre d'asphyxie dont plusieurs ouvriers ont été récemment atteints dans une fosse d'aisances, *id.*, s. l. n. d., 6 p., petit in-8°).

Physionomie. Remarques physiologiques sur la physionomie de la voix faisant suite à un article de Lavater sur le même sujet (lues à l'Athénée de Paris le 1er janvier 1807). *Id.*, s. l. n. d., 16 p., petit in-8°.

Remarques philosophiques et médicales sur la nature de l'homme. Id., s. l. n. d., 8 p., pet. in-8.

(*) Moreau a en outre inspiré les dissertations inaugurales de Brunet sur l'*histoire de l'épidémie catarrhale de l'an XI* (an XII) et de Baudot *Considérations physiologiques et médicales sur les tempéraments* (an XII)

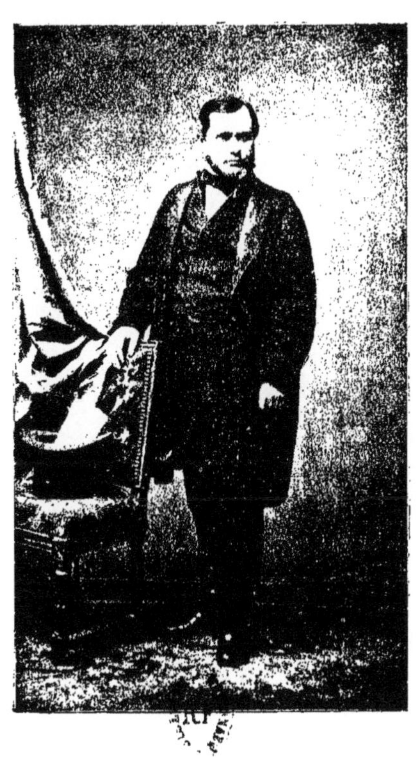

Le Professeur Em. FOUCHER

(1823-1867)

UN CHIRURGIEN DU SECOND EMPIRE (*)

Emile FOUCHER

Professeur agrégé à la Faculté de Médecine de Paris

(1823-1867)

En l'année 1821, M. Jean-François Foucher, chef d'institution au Mans (1), transféra son établissement, honoré de l'estime des familles les plus distinguées, dans le bourg de Saint-Mars-d'Outillé (2). La commune, dépourvue de maître et d'école, était pauvre ; l'instituteur aussi. Il ne devait compter que sur son zèle pédagogique ; il s'obstina, et réussit. Quelques élèves payants le dédommagèrent, tant bien que mal, de ce que les indigents ne lui donnaient point. D'autres encouragements lui vinrent : le duc Mathieu de Montmorency, instruit de ses efforts, lui accorda une subvention annuelle de 60 francs ; un vrai trésor, en ce temps-là ! L'ancien préfet, M. Pépin de Bellisle, y joignit, de ses deniers, cent francs. Foucher se crut

(*) Voy. sur E. Foucher, J. Rochard, *Histoire de la chirurgie française au XIXe siècle*, Paris, J.-B. Baillière, 1875, in-8, p. 464. — A.-D. [Dureau] art. *Foucher, Jean-Timothée-Emile*, Dictionn. encycl. des Sc. médicales de Dechambre, 4e S., t. III (t. XXXIX), Paris, Asselin, Masson, 1879, in-8°, p. 716-719. — Art. *Foucher*, in *Supplément du grand Dictionnaire universel du XIXe siècle*, de Larousse, Paris, 1878, in-f°. Et documents autobiographiques communiqués par M. le Dr Poix.

(1) J.-F. Foucher était entré en 1818, comme maitre-adjoint à l'Ecole mutuelle du Mans ; mais aucune maison d'éducation à son nom n'est mentionnée dans l'annuaire du dép. de la Sarthe pour 1819 et 1820. Il déclare cependant avoir dirigé plus d'une centaine d'élèves, en cette ville, en 1820. (Lettre auto-biographique.)

(2) Saint-Mars-d'Outillé, canton d'Ecommoy, arr. du Mans (Sarthe).

riche, et devint ambitieux : à son école primaire, il annexa un pensionnat : bientôt notre homme se vit à la tête d'une soixantaine d'élèves internes à 325 francs par an, et de 130 externes. Et la commune, enthousiasmée, finit par dénouer les cordons de la bourse municipale, et gratifia son instituteur d'un traitement annuel de 300 francs !

Abreuvé des flots du Pactole, M. Foucher rêva de grandes choses : en 1834, il fit construire, au flanc du coteau, devant le clocher de la vieille église, une grande bâtisse à deux étages, de style dorique (du dorique en usage sous Louis-Philippe), et assez imposante pour que M. Pesche, en son *Dictionnaire*, la mentionnât parmi les curiosités du crû (1). La renommée de la pension Foucher s'était répandue dans la région, au point d'inquiéter son plus proche concurrent, le collège de Château-du-Loir (2). Il y venait des élèves du Mans et de la Sarthe, de l'Indre-et-Loire, du Loir-et-Cher, et même de la Mayenne ! Le corps enseignant primitivement réduit au directeur, s'était grossi de quelques pédagogues adjoints : M. Foucher s'aidait, pour former l'esprit et le cœur de la première classe, des lumières de M. l'abbé Moussy, clerc tonsuré ; M. Côme présidait aux destinées de la 2e classe, et M. Anfray, bachelier ès-lettres, initiait aux splendeurs classiques les élèves des cours de latin. On vit même apparaître, en 1842, un professeur de musique et de danse en la personne de M. Paco ; et ce fonctionnaire n'était pas le moins important.

Le 1er de chaque mois, jour de grand congé, la pension Foucher prenait, de grand matin, la route du Mans, débarquait à la Lune de Pontlieue, se donnait

(1) Pesche, *Dictionnaire topogr., hist. et statistique de la Sarthe*, t. IV Le Mans et Paris, 1841, in-8°, art. *Saint Mars d'Outillé*, p. 401.

(2) En 1839, l'Inspecteur d'académie déclare que « pour sauver le collège de Château-du-Loir menacé de suppression, il faudrait faire fermer de nombreuses écoles clandestines qui existent... à la Chartre, Saint Mars-d'Outillé, Ecommoy... » (Barré et Bouvet, *Rech. hist. sur Chateau-du-Loir, l'ancien collège, la vie municipale au* XVIIIe *siecle*, Château-du-Loir, Impr. Perrin, s. d., V-136 p. in-8°, p. 81).

un coup de brosse en quelque auberge ; et de là, en bon ordre, toutes shapskas reluisantes, la troupe écolière, emboîtant le pas à sa fanfare, faisait dans la capitale du Maine une entrée triomphale. Elle gagnait ainsi, par les rues Basses, la place des Halles, faisait le tour de ce monument au son de la musique, sous le nez des boutiquiers accourus ; et, la dislocation commandée, les nourrissons des muses allaient se retremper pour un jour au foyer familial.

M. Foucher père aurait pu trouver, dans sa famille seule, de quoi peupler son pensionnat, car il n'eut pas moins de douze enfants, dont deux, il est vrai, moururent en bas âge. Mais il en restait encore assez pour grever la bourse d'un pédagogue de campagne.

L'aîné, Jean-Timothée-Emile, naquit à Saint-Mars le 24 janvier 1823. Son père le fit élever au collège de Château-Gontier. Le 7 août 1841, le jeune homme conquérait à Angers le titre de bachelier ès-lettres ; le 8 mai 1844, il recevait, en Sorbonne, le titre de bachelier ès-sciences ; et l'auteur de ses jours fut rempli d'orgueil à la pensée que son fils lui succéderait avec honneur, et que les destins de la Pension Foucher étaient désormais assurés. Mais le jeune Emile songeait en soupirant que le village de Saint-Mars était bien petit pour ses ambitions, et que le métier de pion n'offrait qu'un avenir incertain. C'est pourquoi après avoir présidé, pendant quelques mois de 1844, aux destinées de la première classe, il déclara à son père, irrité et déçu, qu'il entendait chercher fortune à Paris. Le cœur plein d'espoir et la bourse légère, il débarqua dans la capitale à l'automne de 1844, et prit ses premières inscriptions à la Faculté de Médecine.

Ses débuts furent pénibles ; et la maison Vauquer, de Balzac, était sans doute un paradis auprès des gîtes minables et des gargotes où notre provincial abritait et sustentait sa jeunesse famélique. Il vécut tant bien que mal, et plutôt mal que bien, avec le maigre appoint de leçons de mathématiques que lui avait procurées l'amitié d'un compatriote, alors élève à l'Ecole des Chartes, le baron Athanase Rendu. Ses premiers succès — externat des hôpitaux en janvier 1846 ; internat des hôpitaux, le 22 décembre 1847 — apaisèrent les rancœurs paternelles, et il eut, dès lors, licence de continuer sa carrière, à la condition expresse de ne faire à la bourse familiale que le minimum d'emprunts. Au reste, les temps étaient durs : la Révolution de février, les troubles de 1848-49 avaient semé partout l'alarme et la misère. Les journées de juin ne rapportèrent à l'étudiant que l'avantage de quelques études statistiques sur les prostituées que l'hôpital Saint-Lazare, encombré d'insurgés blessés, avait évacuées sur l'hôpital du Midi. Or, on ne saurait vivre de statistiques ; et Foucher allait l'éprouver quand la bienveillance de ses chefs y pourvut (1). Dispensé le 9 août 1849 de tous frais scolaires, il mérita cette faveur par de nouveaux triomphes. Lauréat des hôpitaux au concours de 1850, aide d'anatomie à la Faculté au concours de 1851, lauréat de la Faculté de médecine (prix Montyon) en 1853, Foucher vint soutenir sa thèse inaugurale le 2 février 1854 avec un ensemble de titres déjà imposant. Le président du jury était son maître Velpeau. Inutile d'ajouter que tout se passa à la satisfaction des examinateurs et du candidat. Peu de temps après, le jeune docteur obtenait dans un nouveau concours le titre de prosecteur de la Faculté (1854). Devant tant de lauriers les portes de la maison de Saint-Mars se rouvrirent toutes grandes, et M. Foucher père convint enfin que la médecine n'est point inférieure à la pédagogie. Il en convenait d'autant mieux que l'évadé d'hier se faisait soutien de famille à son tour. A peine à l'abri du besoin, Foucher appelait à Paris ses deux frères, et les poussait. « Tous les trois, dit Verneuil, partagèrent le maigre gâteau et burent au même verre, rempli bien souvent d'eau claire. Foucher leur donna plus que la pâture

(1) Foucher eut successivement pour maîtres, Laugier, Velpeau, Trousseau, Malgaigne, Bérard, Denonvilliers, Gosselin, Vidal.

du corps ; il leur fournit la nourriture de l'âme... il prit deux enfants et en fit deux hommes ». L'un entra à l'Ecole d'Alfort et parcourut une honorable carrière militaire ; l'autre se mit sur les bancs de la Faculté, et conquit, par la suite, une brillante situation à Saint-Mandé (1).

Pendant les vacances, la colonie parisienne remplissait les salles d'études de Saint-Mars d'un nouveau tumulte. L'aîné amenait avec lui des camarades de concours, Verneuil, prosecteur d'hier, Trélat, prosecteur de demain, qui venaient pour quelques jours se retremper dans le calme des champs. Et les bonnes gens de Saint-Mars couraient demander conseil aux grands chirurgiens, qui consentaient à reprendre, en leur faveur, le bistouri. Ainsi la mère Poirier fut opérée, et guérie, miraculeusement, d'un cancer du sein. Et la Renommée aux cent bouches, divulguant la merveille aux quatre coins du pays, proclamait — et le bruit en court encore — que les messieurs de Paris étaient tellement habiles qu'ils pouvaient opérer dans n'importe quelle posture, et des deux mains indifféremment!

Là comme ailleurs, Foucher continuait de travailler d'arrache pied; et il promenait ses livres de la tonnelle à la mansarde qu'il occupait, tout en haut de la pension paternelle, sous les poutres du grenier. Malheur à l'intrus qui s'avisait de troubler ses méditations! Quelques bourrades ponctuées de jurons bien sentis, le poussaient au large sans aménité.

La même année 1857, Foucher se faisait recevoir au Bureau central des hôpitaux de Paris. En 1860, la Société de chirurgie l'admettait parmi ses membres titulaires; elle lui confiait, en 1863, le poste de secrétaire, l'année même où, devenu chef de service à Bicêtre il allait pouvoir recueillir dans la pratique hospitalière les matériaux d'une incessante et fructueuse collaboration. Il passa par la suite à Lourcine (1865), à l'hôpital du Midi (1865), et à Saint-Antoine (1866-67).

(1) V. Pièces justificatives, II et III.

Il avait forcé, en même temps, que les portes des hôpitaux celles de l'agrégation. Au concours de 1856-57, il eut pour rivaux et co-triomphateurs Duchaussoy, Fano et son ami Trélat. Appelé, de suite, à suppléer Jarjavay, chef des travaux anatomiques, dans son cours de l'École pratique, il enseigna l'anatomie chirurgicale et professa en outre pendant cinq ans, la pathologie externe à la Faculté.

Alors comme aujourd'hui la Société anatomique offrait volontiers sa tribune aux débutants. Notes cliniques, anatomo-pathologiques, surprises d'autopsie, tous ces matériaux épars que l'on recueille à l'âge où l'on a déjà le devoir d'observer et pas encore le droit de conclure, observations souvent précieuses et qu'il faut se garder de laisser perdre, afin que d'autres les utilisent, tout cela formait un ensemble infiniment instructif et varié, et qui devait attirer un esprit laborieux comme celui de Foucher. Il ne tarda point à apporter aux séances les trouvailles faites à l'hôpital, ou celles que ses fonctions de prosecteur à l'École pratique lui procuraient incessamment. Cette collaboration active, lui valut successivement les titres de membre adjoint (1849), titulaire (1852), vice-secrétaire (1852), secrétaire (1853), vice-président (1854), et membre honoraire (1857) de la Société. Il y présenta d'innombrables communications. Il y joua, surtout, ce rôle effacé, ingrat, du secrétaire de Société savante, chargé de colliger, de coordonner, avec une application obscure et méritoire, des manuscrits disparates, et de faire briller, à ses propres dépens, les travaux d'autrui.

C'est à ce titre qu'il publia en 1853, le bulletin et le compte-rendu annuel des travaux de la compagnie. Mais il allait bientôt exercer ses capacités sur un théâtre plus important.

La Société de chirurgie était en ce temps là, florissante. Fondée en 1843, à l'appel d'Auguste Bérard, par quelques jeunes chirurgiens des hôpitaux; longtemps boudée par les Académiciens de l'autre Académie, qui redoutaient une rivale, elle avait vu, tout à coup, de 1852 à 1856, les rancunes désarmer et des noms illustres lui apporter leur adhésion ; les maîtres consentirent à fraterniser sur ses bancs avec leurs élèves de la veille, et les parisiens avec les provinciaux dans une atmosphère d'intimité cordiale et d'égalité, moins solennelle, et peut-être plus active que celle de la rue des Saints-Pères (1). Affilié à la Société le 19 janvier 1853, Foucher fut titularisé en 1860, et nommé secrétaire en 1863. Fonctions, qui convenaient à son esprit méthodique et laborieux. Il édita avec son exactitude habituelle les bulletins de 1863.

Absorbé par tant de travaux, Foucher fréquentait peu les salons : il n'en avait ni le goût ni le loisir ; et son humeur sauvage n'inclinait point aux passe-temps mondains. Quand il s'agit pour lui de se créer un foyer, il fallut que ses amis s'en mêlassent ; seul, il n'eût jamais pu se tirer des négociations matrimoniales. Le baron Rendu, son camarade, lui découvrit à Saint-Denis-d'Anjou une jeune et charmante héritière, Mlle Fautrat ; et le poussa, bon gré malgré, jusqu'à l'inéluctable conclusion.

La cérémonie eut lieu à Saint-Denis, le 13 octobre 1856. Au moment d'ouvrir le bal, on cherchait partout le marié : Rendu se mit en quête et découvrit l'évadé tapi au fond d'une charmille : il corrigeait des épreuves d'imprimerie ! Ce fut avec moins d'ardeur qu'il affronta les épreuves chorégraphiques obligatoires pour les nouveaux mariés, mais peu convenables à son génie.

D'ailleurs on peut être mauvais danseur et bon mari. Après quelques mois d'union, dit Verneuil, « Madame Foucher contract [a] une maladie terrible, d'une gravité extrême, d'une longueur désespérante, qui la [tint] une année entière entre la vie et la mort. Foucher se révél [a] sous une nouvelle forme : installé au chevet de sa femme comme une mère auprès

(1) *Société de chirurgie de Paris. Cinquantenaire de la Société de chirurgie célébré à Paris le 25 octobre 1893.* Paris, Masson, S. d., 52 p. in-8°.

du berceau de son fils, il veill [a], » des nuits et des nuits, et finit par triompher du mal.

Foucher n'était point au terme de ses tribulations familiales : son père était plein d'œuvres et de jours, et ses forces l'abandonnaient; car il n'avait jamais consenti à résigner sa mission pédagogique. Il avait refusé, en 1830, la direction de l'École normale primaire de Rennes, que lui offrait le recteur de cette Académie. Sans fortune, il prenait son parti de sa médiocrité, satisfait d'avoir élevé, à force de privations, ses dix enfants. En 1830, le Conseil royal de l'instruction publique lui avait décerné un prix dont il se montrait honoré; en 1831 et 1832, deux médailles à l'effigie du roi Louis-Philippe, l'une de bronze, et l'autre d'argent, l'avaient assuré de l'estime de son recteur. Et pourtant au déclin de ses années, M. Foucher n'était point rassasié : il avait d'innocentes et secrètes ambitions, et après 45 ans d'exercice, sollicitait du Ministre de l'Instruction publique les palmes d'officier d'académie, voulant, « à défaut de fortune..., laisser à [ses] enfants une preuve aussi éclatante de l'estime de ses supérieurs. »

Les compérages politiques ont singulièrement avili depuis lors une distinction que ce digne homme, après un demi siècle de services pédagogiques, n'osait demander qu'en s'excusant. Pourtant le ruban violet s'épanouit sur le tard à la boutonnière de M. Foucher. Il mourut à Saint-Mars le 31 juillet 1866, âgé de 68 ans, et dans la 48e année de son ministère enseignant. Sa famille, ses élèves et ses amis firent graver sur sa tombe, les vers que l'on va lire, et dont on louera, à tout le moins, l'intention :

Pour le plus tendre époux, pour le meilleur des pères
Nous déposons ici nos regrets, notre amour;
Mais hélas! le burin gravant ces froides pierres
Dit mal ce que nos cœurs ressentent chaque jour;
Père, époux tant chéri, reçois de ta famille,
De ceux que tu formas reçois un tendre adieu;
Adieu! Adieu? Non, non. L'étoile qui scintille

Nous indique le Ciel où ta couronne brille
Et tous, oui, nous voulons te rejoindre en ce lieu,
Tendre ami! Si bon père! Ah! veille encor sur nous,
Ta mémoire à nos cœurs est le bien le plus doux.
Qu'il repose en paix!

Foucher, ses larmes séchées, se remit au travail : et le champ était vaste, qui s'offrait à son activité. On n'admettait point alors, en haut lieu, la spécialisation qui, depuis, a tant fait fortune, et l'un de ses biographes le loue d'avoir mené « de front l'exercice complet de la chirurgie générale et la connaissance approfondie d'une branche circonscrite. (1 » Il s'agissait, en l'espèce, de l'ophtalmologie. L'oculistique si brillamment représentée dans l'Ecole française du XVIIIe siècle, avec Demours, Descemet, Deshais-Gendron, les Daviel, Tenon, et qui, dans l'ancien Collège Royal de chirurgie, bénéficiait d'une chaire magistrale, n'avait plus, pour la Faculté du XIXe siècle, qu'une importance accessoire. Et les spécialistes parisiens étaient, pour la plupart, des étrangers, Hollandais, Polonais, à qui leur privilège de polyglottes avait permis de suivre, dans les Pays-Bas, l'enseignement de Donders, ou chez de Graefe, à Berlin, celui des écoles allemandes. Les rares étudiants français qui s'adonnaient aux maladies des yeux s'instruisaient comme ils pouvaient, et plus volontiers dans les cliniques particulières qui foisonnaient en ce temps-là, comme aujourd'hui, dans le quartier Saint-André des Arts. Cependant la découverte de l'ophthalmoscope par Helmholtz (1851) avait ouvert à la science de nouveaux horizons, et permis d'aborder l'énorme chapitre de la réfraction. La France ne pouvait rester plus longtemps en arrière; un arrêté ministériel du 14 août 1862 créa enfin un cours complémentaire d'ophtalmologie qui fut confié à Follin. Celui-ci démissionna, trois ans après, pour reprendre ses travaux de chirurgie générale. Il lui fallait un successeur, et Foucher parut tout désigné.

(1) Verneuil.

Ses recherches sur les déformations de la pupille, sur le traitement des ophtalmies, sur la chirurgie et la thérapeutique oculaires; enfin et surtout sa réédition copieusement annotée du *Traité... des maladies des yeux* de Wharton Jones, avaient attiré l'attention. Bien qu'il eût terminé son temps d'exercice comme agrégé, le suffrage des professeurs le présenta pour trois ans à l'agrément du ministre, et un arrêté de décembre 1865 ratifia cette proposition. Foucher, dès lors, se fit apôtre, et l'on peut dire qu'il constitua, de toutes pièces, cet enseignement officiel de l'ophtalmologie jusqu'alors négligée, ou abandonnée aux charlatans. Il proclamait « que l'éloignement volontaire des médecins pour cette branche de la pathologie est une erreur en raison de la facilité qu'en présente l'étude, et une faute parce qu'elle permet à une foule de spécialistes ignorants de spéculer sur la crédulité publique. (1) » Abordant la tâche nouvelle avec sa ténacité coutumière, il commença ses cours et consultations au Bureau central du Parvis Notre-Dame le 29 janvier 1866, pour les continuer, par la suite, à la Clinique ophtalmologique de la Faculté, à l'hôpital Saint-Louis (avril 1867). Ses leçons sur la cataracte attirèrent de nombreux auditeurs; nul doute que la pourpre professorale ne se fût abattue sur ses épaules s'il avait connu un plus long destin. Mais ce fut seulement le 28 décembre 1878 que le Gouvernement décida, sur le rapport de Le Fort, de créer une chaire de clinique ophtalmologique, qui échut à Panas.

Foucher ne renonçait point, au surplus, à l'enseignement de la chirurgie générale. Et il avait commencé de publier un *Traité du diagnostic des maladies chirurgicales*, in-octavo de prose massive, sans figures ou presque, sans schémas!

Nous avons vu mieux, depuis, avec l'admirable *Chirurgie d'urgence* de Lejars, et ce petit chef-d'œuvre didactique qu'est le *Manuel* de Duplay-

(1) *Leçons sur la cataracte*, p. 9.

Rochard et Demoulin. Il convient toutefois de louer dans cette œuvre un labeur obstiné et pénible, et conçu dans la manière sèche et terne, des publications de l'époque.

Foucher n'acheva point son livre, qui ne fut terminé qu'après lui par Armand Després. Sa robuste constitution, depuis longtemps, était minée. « Une fois, dit Guyon, en 1863, il avait subitement quitté ses affaires, son service de l'hospice de Bicêtre, pour aller se reposer dans sa famille. A son retour, il avait vu avec peine que l'on s'était préoccupé de sa santé... depuis ce jour, une résolution inébranlable fut prise par Foucher : il ne parla plus de son état, même à ses intimes. » Il se roidit, stoïquement, contre le destin, continua son service à l'hôpital Saint-Antoine, ses cours de clinique ophtalmologique à l'hôpital Saint-Louis, jusqu'au jour où l'anévrysme aortique dont il était atteint, l'emporta le 6 octobre 1867, à l'âge de 44 ans.

Il ne s'était point fait d'illusion sur le sort qui l'attendait; et l'on peut mesurer la grandeur silencieuse de son sacrifice à l'étendue de ses ambitions déçues et à la vaine ténacité de son effort. Peut-être trouva-t-il, en ce consentement suprême, quelque allègement en ses principes : un reste de vitalisme l'élevait, dit Sales Girons, au-dessus du matérialisme alors florissant au sein du monde médical, et, sur son lit de mort, il se retrouva chrétien.

La Faculté, en grand costume, massiers en tête, escorta ses restes à Sainte-Clotilde. Velpeau était mort dans la même semaine : le disciple suivit son maître dans la tombe. Au cimetière Montparnasse, Trélat, Verneuil et Guyon offrirent à ses mânes le dernier tribut de leur amitié (1). Foucher emportait

(1) Cf. Discours de Trélat *in* Bull. de la Soc. impériale de chirurgie de Paris, 1867, p. 351-352. — *Obsèques de Foucher. Paroles prononcées sur sa tombe par le Dr Ar. Verneuil*. Paris, s. d., Impr. Martinet, 6 p. in-8°. — Guyon, *Foucher*, Gazette des hôpitaux civils et militaires, 40e année, n° 125, 24 octobre 1867, p. 497-498. — Sales-Girons, *in* Revue médicale française et étrangère, 15 octobre 1867, p. 440. — Cotin, *Mort de M. Foucher*, Journal des connaiss. médico-chirurgicales, n° 20,

avec lui les regrets de ses élèves, dont le plus brillant fut J Lucas-Championnière.

Sa disparition ne fut pas moins sensible aux nombreuses Sociétés savantes dont il faisait partie : la Société anatomique, la Société de chirurgie de Paris, et la Société de médecine de Paris qui lui avait ouvert ses rangs en 1859. Il appartenait en outre, au titre de correspondant, depuis le 15 février 1853, à la Société d'agriculture, Sciences et Arts de la Sarthe; depuis 1855, à la Société impériale de Rio-de-Janeiro; depuis 1856, à la Société médicale de Lisbonne. Sans doute fût-il parvenu plus haut encore si le temps lui avait permis de donner toute sa mesure.

Mais il n'a pu laisser, que les monuments imparfaits de son zèle, et des travaux épars. Absorbé par l'écrasante besogne des concours, il n'avait encore fait que d'accumuler des matériaux, colliger des observations fragmentaires, ébaucher des ouvrages didactiques, bagage, somme toute, imposant, mais dont il ne put tirer le grand œuvre durable. Bienheureux ceux qui meurent leur tâche achevée!

Parmi les travaux anatomiques de Foucher, il convient de citer, avec une note sur le canal thoracique et la grande veine lymphatique droite, sa thèse sur les veines du cou et de la tête, résumé des

15 octobre 1867, p. 533-534. — J. Lucas-Championnière, Notice nécrol. sur Foucher, Journal de méd. et de chir. prat., t. XXXVIII, 2e S., 1867, p. 527-528.

Foucher mourut sans laisser d'enfants. Sa veuve épousa à Bouère (Mayenne), en septembre 1886, Joseph Alexandre Laboulbène, professeur agrégé à la Faculté de médecine de Paris, médecin des hôpitaux, membre (1873), puis président (1893), de l'Académie de médecine, professeur d'histoire de la médecine à la Faculté de Paris, décédé à Saint-Denis-d'Anjou, le 7 décembre 1898. — Laboulbène fit de longs séjours à Saint-Denis-d'Anjou, où il consacrait ses loisirs à l'horticulture et à l'entomologie. Les collections entomologiques de Laboulbène, réunies à celles de son maître Léon Dufour, ont passé, après sa mort, au Muséum d'histoire naturelle de Paris. (Cf. L. Beurnier et P. Cambours, *Joseph Alexandre Laboulbène... 1825-1898*, Dijon, Impr. Darantière, 1901, 490 p. gd in-8°.)

Mme Laboulbène, née Delphine Renée Fautrat, fille de Guillaume Barthélemy et de Perrine Jeanne Pénil, propriétaires, est morte à Saint-Denis-d'Anjou (Mayenne), le 25 septembre 1914.

recherches qu'il avait entreprises pour le concours du prosectorat. Il n'y a guère lieu d'en retenir qu'un passage particulièrement fouillé sur la distribution des veines linguales. Le travail, au reste, manque de figures, et se cantonne dans l'anatomie purement descriptive. Il néglige ces vues originales qui découlent de l'embryologie et de l'anatomie comparée, et qui permettront plus tard à Launay d'imaginer, sous l'inspiration de Farabeuf, une veine carotide externe calquée sur l'artère homologue (1).

En matière d'anatomie pathologique, Foucher a réuni une masse énorme de documents. Nous ne pouvons que mentionner plus particulièrement ses observations sur le mécanisme et les lésions des fractures de l'extrémité inférieure du radius ; sur l'arthrite sèche et les corps étrangers articulaires, sur les kystes synoviaux, en particulier les kystes du creux poplité ; sur l'ostéomyélite ; éparses dans les *Bulletins de la Société anatomique*, la *Gazette hebdomadaire de médecine et de chirurgie*, le *Moniteur des hôpitaux* etc.

En physiologie, Foucher a étudié, chez le lapin, l'influence du sympathique cervical et du pneumogastrique sur la forme de la pupille. A l'en croire, le nerf vague s'épanouirait dans la partie supérieure de l'iris, le sympathique dans la partie inférieure ; d'où la possibilité de tirer des déformations pupillaires quelques inductions sur les localisations morbides viscérales, selon que les organes en cause sont innervés par le vague ou le sympathique (2). Il faut avouer que ses théories sur le mode d'innervations de l'iris n'ont point survécu (3).

Foucher s'est également occupé des anesthésiques qui, après les premières expériences de Beddoes et

(1) Paul Launay, *Veines jugulaires et artères carotides chez l'homme et les animaux supérieurs*, Paris, Masson, 1896, 150 p. in 8°.

(2) Foucher, *Des déformations de la pupille*, p. 25.

(3) Cf. Alph. Drouin, *De la pupille, anatomie, physiologie, séméiologie*, Paris, Delahaye, 1876, 389 p. in 8°.

Humphry Davy (1799) sur le protoxyde d'azote (1), les tentatives oubliées ou dédaignées de l'anglais Hickmann (1828), de Long d'Athènes (1842-43), du dentiste américain Wells (1844), commençaient d'entrer, de son temps, dans la pratique courante. Mais l'emploi de l'éther repris par Jackson, Morton, Warren (1846), et celui du chloroforme par Simpson (1847), n'avaient pas tardé à donner quelques déceptions. Les accidents inévitables des premiers essais portèrent quelques expérimentateurs à rechercher d'autres agents, moins nocifs. Jobert de Lamballe avait après Snow, utilisé l'amylène; Foucher et Bonnet reprirent ses expériences sur l'action comparée du chloroforme, de l'éther et de l'amylène sur des lapins, et conclurent que ce dernier produit, aux doses nécessaires à l'anesthésie complète, provoque des accidents qui doivent en faire rejeter l'emploi (2). Plus tard, en 1866, à l'Hôpital Saint-Antoine, Foucher essaya, avec le dentiste Préterre, de l'anesthésie au protoxyde d'azote. Les symptômes asphyxiques qu'il observa ne l'engagèrent point à renouveler l'expérience et il pensa devoir le proclamer (3). Le dentiste, piqué, se crut obligé de protester, et signifia au Journal de Lucas-Championnière, par ministère d'huissier, les bienfaits du gaz hilarant (4).

Malgré ces déboires inéluctables, la découverte de l'anesthésie générale, en supprimant la résistance du patient; en substituant aux vieux procédés de prestidigitation chirurgicale où il fallait à la fois lutter et faire vite, des opérations réglées et exécutés à loisir, avait fait faire un pas immense à la technique opératoire. Sans s'être signalé par aucune découverte originale, Foucher participa à cet incessant travail de contrôle et de mise au point qui, dans le monde chirurgical, s'impose aux méthodes nouvelles.

(1) Cf. F. Hoefer, *Histoire de la Chimie*, Paris, Firmin-Didot, 1869, 2 vol. in-8°, T. II, p. 570-572.

(2) C. R. Acad, Sc., 7 sept. 1857, p. 335.

(3) *Journal de méd. et de chir. prat.*, 1866, art. 7144, p. 349-351.

(4) *Ibid.*, 1867, art. 7238, p. 20-23.

Epris d'exactitude, il n'aimait pas les à-peu-près, et fit observer sans aménité à M. Scoutetten que la statistique, même militaire, doit être autre chose qu'un brillant trompe-l'œil. En 1857, il consacre sa thèse d'agrégation à l'*anus contre nature*, accidentel, à sa genèse, à ses variétés anatomopathologiques, à sa physiologie, à ses complications, et aux procédés mis en œuvre pour la cure radicale. A plusieurs reprises, de 1861 à 1864, il s'occupe des fistules vésico-vaginales, pour lesquelles les tentatives d'élytroplastie, puis de cystoplastie par glissement, inaugurées par Jobert de Lamballe n'avaient donné que des succès inconstants, jusqu'au jour où un chirurgien américain, Bozeman, vint importer en France les procédés depuis longtemps usités dans le Nouveau-Monde, et qui procuraient, entre les mains de son maître, Marion Sims, des résultats beaucoup plus brillants (1858) (1). Sims vint lui-même opérer à Paris en 1861 ; et les chirurgiens de la capitale l'imitèrent désormais à l'envi : Foucher avait déjà employé la méthode à l'hôpital Necker, en juillet 1860, chez une femme victime d'un traumatisme obstétrical, laquelle ne guérit qu'au prix d'une réintervention pratiquée en septembre à l'Hôtel-Dieu. Sur l'invitation de Gosselin, en juin 1861, il réitéra, l'opération chez une autre malade, à l'hôpital Beaujon, en présence de son maître, de Voillemier, et quelques autres, et cette fois avec un plein succès.

Quelque ingénieux que fussent les opérateurs, les résultats, avant la période antiseptique, étaient trop souvent lamentables.

(1) Ces procédés n'étaient point, en leur essence, absolument originaux. « Ce qui distingue la méthode américaine, dit Foucher, c'est moins la nouveauté des préceptes que leur coordination rationnelle, leur agencement ingénieux joints aux soins extrêmes accordés aux moindres détails opératoires. » — « Le décubitus antérieur, l'avivement large de la muqueuse vaginale (Diefenbach), la conservation de l'intégrité de la muqueuse vesicale, les fils métalliques, la multiplication des points de suture.... tout cela trouve son origine dans les travaux français et étrangers bien avant qu'il soit question de la méthode américaine. Toutefois, c'est à une parfaite intelligence de ces préceptes, à leur minutieuse exécution, que cette méthode doit ses succès. » (Foucher, Extr. du Moniteur des Sciences, 1861, p. 12 et 14).

La pyohémie moissonnait les patients. Après des discussions longues et confuses sur la fièvre traumatique, l'infection purulente et l'infection putride, le typhus chirurgical qu'A. Guérin disait miasmatique, la septicémie que Verneuil attribuait à la résorption d'un virus traumatique, produit par *auto* ou *hétéro*-infection, les chirurgiens découragés abandonnaient le bistouri qui, en entamant les vaisseaux, ouvrait la porte à l'infection. « Le bistouri, disait Maisonneuve l'audacieux, doit tout au plus servir à inciser la peau! » Devant un lipome de la nuque, Foucher tremble lui aussi, et conseille au patient l'abstention (1). En présence d'une plaie abdominale, avec issue de l'épiploon (et par bonheur sans lésion intestinale) il fait appliquer des cataplasmes tièdes sur le ventre; puis de l'onguent mercuriel belladoné; sans compter 25 sangsues autour de la plaie. Et ce n'est qu'après la constitution des adhérences au niveau de l'orifice, qu'il excise la masse herniée, en faisant l'hémostase avec des tampons imbibés de perchlorure de fer, aidés de quelques ligatures. En dépit d'un érysipèle intercurrent, le blessé survécut; et le crayon de nitrate d'argent eut raison des derniers bourgeons du pédicule (2).

Ainsi mille incidents imposaient une timidité opératoire qui nous paraît aujourd'hui bien archaïque. C'est l'ère où chacun s'ingénie à trouver quelque procédé d'ablation sans section ou avec section minima; le triomphe des méthodes sous-cutanées de Jules Guérin, des écraseurs et des caustiques. Foucher, avec ses contemporains, aspire, cautérise, ponctionne et broie. Sur l'anthrax, où les débridements directs provoquent, dit-on, l'érysipèle; et que Jules Guérin, fidèle à ses vieux principes, larde d'incisions sous-cutanées, Foucher applique une ventouse à pompe. Pour les loupes, il reprend, en le modifiant, le traitement par l'acide nitrique, qui fit,

(1) Gazette des Hôpitaux, 17 octobre 1863, p. 485.

(2) Gaz. des Hôp., 21 nov. 1863, p. 545.

au temps de Tenon, la fortune d'un charlatan, et que vient d'exhumer Jobert de Lamballe. Mais les initiateurs procédaient par injection intra-kystique : Foucher agissait en provoquant une escarre tégumentaire superficielle, dont la chute entraînait, avec elle, le kyste auquel elle adhérait. De même, il prône le séton (après Boinet) contre l'hydropisie des bourses séreuses (1860) ; traite les kystes poplités par les injections iodés (1860). Il extrait à la manière de Goyrand d'Aix, les corps étrangers de l'articulation du genou par une incision sous-cutanée de la synoviale, porte ouverte à la migration de l'arthrolithe dans le tissu cellulaire en vue d'une ablation définitive ultérieure (1860). Il enlève les cancroïdes de la langue et les végétations avec l'écraseur linéaire de Chassaignac (1858). Et lorsque les chirurgiens anglais essaient, en fait d'hémostase, de substituer à la ligature artérielle l'acupressure, c'est Foucher qui, le premier, publie, en janvier 1860, la traduction du mémoire de Simpson d'Edimbourg, avec un compte rendu de ses propres efforts. Il eut occasion, la même année, de recourir à cette pratique sur le vivant dans trois cas d'amputation, et en communiqua les résultats à l'Académie de médecine. Il la considérait comme un procédé hémostatique efficace, mais plus difficile que la ligature ; et d'ailleurs, sans plus de garantie contre la septicémie, car deux de ses opérés était morts d'infection purulente.

Cependant, bien avant, les découvertes pastoriennes, on commençait à parler d'antisepsie : on essayait avec Lebeuf, le coaltar saponiné ; avec Condy, le permanganate de potasse ; avec Bataillhé et Guillet le pansement à l'alcool ; avec Cap et Demarquay (1854-55) le pansement à la glycérine.

Foucher eut l'idée d'employer la glycérine en thérapeutique oculaire, la substituant à l'eau distillée dans les divers collyres employés contre les conjonctivites, et pour les pansements post-opératoires. Il étudia également l'action des douches hydriques et des pulvérisations médicamenteuses contre les kératites et les conjonctivites granuleuses (1). Au reste, devenu spécialiste, il demeurait chirurgien : sans négliger l'ophtalmoscopie, et les lésions des milieux, il s'intéressait surtout à la techique opératoire de l'ophtalmiâtrie. Il prit en 1864, une part importante, avec Richet et Follin, à la discussion qui s'ouvrit à la Société de chirurgie sur la question de l'iridectomie, préconisée depuis 1856 par de Graefe contre le glaucome. Foucher s'attacha à en préciser le manuel et les indications. Il modifia également l'opération du ptérygion. Au lieu d'extirper le triangle hyperplasique, par traction à la pince, du sommet vers la base (procédé de Scarpa, Cooper) ou de la base vers le sommet (Beer, Carron du Villards) il provoquait, par une ligature basale à la soie, la turgescence du pinceau vasculaire pour l'exciser ensuite à son gré. — Enfin, lorsque la mort le surprit, il venait de mettre la dernière main à un travail important sur la symptomatologie et le manuel opératoire de la cataracte.

Ce sont là, sans doute, les louables minuties du spécialiste ; et l'on ne doit pas s'attendre, dans ce domaine, à de grandes conceptions. Mais, il faut bien le dire, le reste de l'œuvre de Foucher, — œuvre d'un esprit profondément honnête, laborieux et appliqué, trahit l'absence d'idées générales. On peut lire encore, sur la porte de sa mansarde, dans le grenier de Saint-Mars-d'Outillé, la devise qu'il avait tracée et faite sienne : *Labor improbus omnia vincit.* Il fut l'homme du *labor improbus*. Chez lui, point d'envol au-dessus du terre à terre des techniques minutieusement précisées ; des médications soigneusement éprouvées ; des menus faits chaque jour récoltés et dont il déversait, inlassablement, l'afflux dans tous les périodiques de l'époque : car il ne laissait rien perdre de ses productions. Sans doute serait-il imprudent de demander à l'anatomiste, au praticien, d'être un poète ou un artiste, et

(1) *Revue médicale*, II, 1866, p. 73-75.

de chercher en tout opérateur l'âme enthousiaste d'un Jean-Louis Faure. Mais les larges échappées, les vues nouvelles sur la biologie ou la pathologie générale, qui jaillissaient déjà des leçons de Cl. Bernard, des premiers travaux de Davaine et de Villemin, et devaient se raviver au souffle de la Pléiade pastorienne et de l'Ecole biologique contemporaine sont généralement indifférentes à la génération chirurgicale du second Empire. Alors que, selon le mot de Pasteur, au début des recherches expérimentales l'imagination doit donner des ailes à la pensée, Foucher, comme ses émules, se limite à l'exclusive « notion des choses tangibles », à ces études fragmentaires, à cet empirisme scientifique, dont Trousseau blâmait déjà les écarts (1). Il n'a fait qu'ébaucher, dans son *Traité de diagnostic* chirurgical, une tentative de synthèse, demeurée d'ailleurs inachevée. Et ce labeur maussade et pénible trouvait pour ainsi dire son symbole et son objective expressive dans ces in-octavo brochés de gris, bourrés de prose compacte, et de disgracieuse typographie, dont l'éditeur Baillière accablait le cerveau des étudiants d'alors. Tel s'affirme, en bien d'autres domaines, le caractère de cette époque. Elle justifie la boutade du critique J. J. Weiss, qui était un homme gai, et qui la définit « un moment triste,... le moment du positivisme dur et brutal dont nous ne sommes pas sortis, et qui a été l'un des fruits de la révolution de 1851. »

APPENDICE

I

Du mariage de M. J.-F. Foucher sont issus :

Emile, l'aîné, dont nous venons de retracer la carrière.

N..., épouse de M. Bône, pharmacien au Lude.

N..., épouse de M. Loriol, inspecteur des chemins de fer à Constantine.

(1) Trousseau. — *Clinique médicale de l'Hôtel-Dieu de Paris*, 2e éd., Paris, Baillière, 1865, 3 vol. in-8°. t. I, préface, p. XXXVII et suiv.

N..., épouse de M. Voisin, receveur des postes à Nuits.

Camille-Marie-Eléonore (en religion Sœur Eléonore de Saint-Pierre), entra d'abord dans l'enseignement, puis après avoir vainement frappé à la porte du Carmel du Mans, prit le voile aux Carmélites d'Amiens où elle ne tarda pas à se faire une grande réputation de piété. Elevée à la charge de sous-prieure, les macérations de la vie conventuelle ne tardèrent pas à altérer sa santé ; et elle mourut de consomption tuberculeuse le 10 janvier 1874, âgée de 41 ans, en la 18e année de sa profession.

Arthur, négociant à Saint-Mars-d'Outillé.

Léon-Albert-Octave, qui suit.

Stanislas Pierre, qui suit.

Estelle épouse de M. Poix, directeur du Pensionnat de Saint-Mars-d'Outillé ; de ce mariage est issu le Dr Gaston Poix, médecin de l'hôpital et ancien président (1911) de la Société de médecine du Mans.

II

Léon-Albert-Octave Foucher, frère d'Émile Foucher, naquit à Saint-Mars-d'Outillé le 16 mars 1836. Il fit, sous l'égide fraternelle, ses études médicales à la Faculté de Paris, et fut élève de Trélat, Dolbeau, Guyon, Le Fort, Panas. Reçu docteur le 29 avril 1862, il s'établit à Saint-Mandé en 1863. Sa bonté, sa charité, son désintéressement ne tardèrent pas à lui concilier d'immenses sympathies : très populaire dans la classe enfantine, il devint bientôt médecin de la plupart des écoles, libres ou laïques, et ensuite médecin inspecteur des écoles. Il fut également chargé, pendant 25 ans (jusqu'en 1888), du Bureau de bienfaisance, et, pendant 10 ans, du service médical des Hospices Lenoir-Jousserand, et Saint-Michel. Très patriote, il luttait pour le relèvement et la revanche du pays, et s'était fait inscrire à la Ligue des patriotes, dont il se sépara le 2 décembre 1887 en raison de quelques divergences d'opinions. Il n'avait jamais fait, cependant, de politique active, et ne bataillait qu'en faveur de la salubrité comme membre de la Commission d'hygiène de Saint-Mandé.

Foucher mourut à Saint-Mandé, le 1er mai 1889, en sa maison de la rue Mongenot, dans sa 53e année. Toutes les autorités, toutes les administrations, une foule immense, suivirent son cercueil à l'église de N.-D. et au cimetière du Nord. La reconnaissance de ses concitoyens éleva sur sa tombe un monument, œuvre de l'architecte Berteau et du sculpteur Pécou, qui fut inauguré le 22 juin 1890 ; et son buste, par

Chavaillaud, fut placé dans la salle de la Bibliothèque communale. Foucher avait épousé le 4 novembre 1868 Mlle Alice-Louise-Joséphine Guibillon. Elle resta veuve avec cinq enfants : Emile, Gustave, René, Jeanne et Alice.

Lorsque Foucher résigna ses fonctions de médecin du Bureau de bienfaisance, les membres du Bureau décidèrent, le 25 janvier 1888, de demander pour lui au préfet de la Seine une récompense honorifique qui ne vint pas. Foucher était, par contre, chevalier de l'ordre du Christ de Portugal.

Il a écrit : *Des tumeurs érectiles de la langue*, Thèse de Paris, Paris, Rignoux, 1862, 50 p. in-4°. — *Saint-Mandé au point de vue hygiénique et médical*, Vincennes, P. Juin, 1875, 100 p. in-16, et 2e éd., Vincennes, A. Lévy, 1884, 153 p. in-16.

Cf. *Obsèques du Dr Foucher*. — *Le Docteur Foucher*, l'Indépendant de Vincennes et de Saint-Mandé, 4e année, n° 18, 5 mai 1889. — *Saint-Mandé. Inauguration du monument Foucher*, *ibid.*, 4e année, n° 77, 29 juin 1890.

III

Stanislas-Pierre Foucher, né à Saint-Mars-d'Outillé le 29 juillet 1837, entrait à 18 ans à l'Ecole d'Alfort, où ses succès lui valurent une bourse de l'Etat. Il y fut un des plus brillants élèves de Bouley. Admis, ensuite, après concours, à l'Ecole de cavalerie, il en sortit le troisième de sa promotion, et fut affecté au 3e chasseurs (de France) qui faisait alors campagne dans le Sud Algérien. Il fut mêlé à toutes les échauffourées auxquelles prit part son régiment, depuis Tougourt (juin 1864) jusqu'à Ouargla (mars 1865) et à la Grande Kabylie (Les Babors, juillet 1865). Deux fois blessé, il fut cité par le général commandant la division de Constantine à l'ordre du jour du corps expéditionnaire. Son corps ayant regagné la France en 1866, il voulut demeurer en Algérie et se fit nommer au 3e Chasseurs d'Afrique. Constantine ne tarda pas à lui sembler monotone ; il sollicita et obtint de multiples missions scientifiques et sanitaires, organisa le service des abattoirs de Sétif et de Batna, tout en chassant les fauves en compagnie de Chassaing, le tueur de lions, dans les forêts de Lambessa. En 1867, le ministre de la guerre le détacha à Bastia, en Corse comme professeur de zootechnie. Sa mission de propagande agricole fut fructueuse, et les autorités firent de vains efforts pour le retenir lorsque les exigences réglementaires le rappelèrent en France. Découragé de ce contretemps, il démissionna et se retira en Touraine avec sa jeune femme, Marie-Honorine Vennin, qu'il avait épousée à Rochecorbon (Indre-et-Loire) le 19 février 1870.

Quand éclata la guerre de 1870 il reprit du service, fit campagne avec l'armée de la Loire, fut aux batailles de Coulmiers, Patay, Orléans, Beaugency, Vendôme, Le Mans. Promu vétérinaire en premier le 19 janvier 1871 et chevalier de la Légion d'honneur en 1874, il fut envoyé le 11 décembre 1879 au dépôt de remonte d'Angers comme chef de dépôt et chef du service vétérinaire du Ve corps d'armée. Puis il passa, le 17 mars 1888, vétérinaire principal de 2e classe à Lyon, et le 1er novembre 1891 vétérinaire inspecteur de 1re classe, attaché à la section technique d'hygiène hippique à Paris.

Il prit sa retraite en 1895, avec la rosette d'officier de la Légion d'honneur, et se retira à Angers. Il y brigua et obtint le mandat de conseiller municipal de cette ville. Il y mourut au château de l'Angevine, rue de la Chalouère, le 8 août 1918, et fut inhumé au cimetière de Saint-Mars-d'Outillé.

Foucher était membre de la Société vétérinaire des départements de l'Ouest, membre de la Société de médecine d'Angers, correspondant de la Société de médecine vétérinaire de la Charente-Inférieure.

Il a publié :

Du feu en aiguilles. Angers, Impr. Lachèse et Dolbeau, 1881, 104 p. in-8°.

Cf. *M. Foucher, in L'Anjou select*, 1re année, n° 15, 20 septembre-5 octobre 1900, p. 2 (portrait).

Travaux du D^r Em. Foucher

Recherches sur la périostite et l'anatomie pathologique de l'ostéomyélite. Mém. in-4°, couronné par la Faculté de médecine de Paris. Paris, 1853, in-4°, et pl. (d'après Dureau. N'existe ni à la B. N., ni à la Faculté de médecine.)

Etudes sur les veines du cou et de la tête. Paris, Rignoux, 1854, 44 p. in-4°. (Thèse inaugurale.)

De l'anus contre nature. Paris, Impr. Remquet (avril 1857), 183 p. in-4° et 2 planches h. t. (Thèse d'agrégation de chirurgie.)

Art. kyste en général. Kyste du cou. Hygroma. Kystes synoviaux tendineux. Kystes folliculaires. Kystes de la région poplitée. Kystes de la glande vulvo-vaginale. Kystes du vagin, dans *The Cyclopædia of pratical Surgery*. Londres, t. IV, 1861, p. 521-551.

Traité pratique des maladies des yeux, par Wharton Jones, trad. de l'anglais sur la 3e éd. par P. Pichot, avec des additions et des notes par Em. Foucher. Paris, Chamerot, 1862, 3 fol limin. non paginés, 738 p., petit in-8°, 4 pl. et 143 fig.

Exposé des titres et des travaux scientifiques du Dr E. Foucher. Paris, Parent, 1866, 51 p. in-4°.

Traité du diagnostic des maladies chirurgicales. Paris, Delahaye, 1866-69, XIII-612 p. in-8°, complété par un appendice, et une deuxième partie sur le *Diagnostic des tumeurs*, par Armand Desprès. Paris, Delahaye, 1868, in-8°.

Clinique ophtalmologique de la Faculté de médecine de Paris. Leçons sur la cataracte professées à l'hôpital Saint-Louis, rec. et publ. par Bousseau et Vaslin, Paris, V. Masson, 1868, II-287 p. in-8°.

Dans le ***Bulletin de la Société Anatomique de Paris*** :

Gangrène spontanée de toute la jambe gauche, 24e année, 1849, p. 137-144. — *Altération remarquable du crâne chez un homme de 67 ans* p. 257. — *Fracture du crâne*, p. 258-262. — Examen d'une tumeur de la parotide et du maxillaire enlevée par Velpeau, 25e année, 1850, p. 80-81. — Disjonction des sutures sagittale et lambdoïde, p. 102-103. — Fractures multiples du crâne, de la jambe et de la cuisse, p. 103. — Descr. d'un cas d'hypertrophie du membre thoracique gauche, p. 108. — Note sur un cas de fracture du col du fémur par pénétration, p. 367. — Descr. d'une tumeur (cancer colloïde) de la partie postérieure de la cuisse, p. 368. — Note sur une hernie ombilicale, 26e année, 1851, p. 22. — Perforation uréthrale, p. 22. — Luxation des deux os iliaques sur le bassin, fracture de l'un d'eux, p. 64. — Fracture de deux malléoles incomplètement consolidées, p. 88. — *Rupture de l'urèthre*, p. 132. — Tumeur fibreuse de l'utérus avec concrétions calcaires, p. 190. — Déchirure traumatique du foie, p. 200. — Concrétion dans le muscle droit antérieur de la cuisse, p. 368. — Relation de trois cas de fractures par des armes à feu avec ostéomyélite, p. 403-404. — Corps étrangers ou productions mobiles osseuses de l'articulation coxo-fémorale; anomalie rénale, bride mésentérique, 1852, p. 54-55. — Corps étrangers de l'articulation du coude; déformations digitales; tumeur érectile de l'index, p. 92-93. — Kyste pleural, p. 122. — Kyste articulaire, p. 126. — Corps étrangers de l'articulation coxo-fémorale, p. 126. — Corps étrangers de l'articulation du genou, p. 135. — ***Considérations sur le mécanisme de la fracture de l'extrémité inférieure du radius***, p. 189-196, et t. à p.,

Paris, Moquet, s. d., 8 p. in-8°. — Pseudarthrose de l'humérus et fracture ancienne de l'extrémité inférieure du radius, novembre, p. 454. — *Bulletin de la Société anatomique de Paris*, année 1853, rédigé par M. Foucher, secrétaire de la Société. — *C. R. des travaux de la Société anatomique de Paris pour l'année* 1853 (Séance solennelle du 30 avril 1853), p. 477-534. — Observation d'un lipome très volumineux, pédiculé, inséré dans la région coccygienne, et servant de siège au malade, p. 226. — Description de plusieurs articulations atteintes d'arthrite sèche et de corps étrangers, novembre 1853, p. 335. — Arthrite chronique sèche de l'articulation coxo-fémorale, p. 335-336. — *Kystes synoviaux du jarret*, p. 335-337. — Note sur le mode d'implantation des polypes fibreux de l'utérus, p. 344. — Cinq dilatations anévrysmales de l'artère iliaque primitive droite, p. 344. — *Arthrite sèche du coude*, 1854, p. 59-60. — *Salpingite tuberculeuse* [avec Bouteiller], p. 143. — *Fémur rachitique*, p. 144. — *Dilatation variqueuse d'une branche anastomotique entre la veine saphène interne et la fémorale*, p. 168-169. — *Ostéite, ostéomyélite du tibia*, p. 233-234. — Kyste phalango-phalanginien, p. 235. — *Fracture de l'extrémité inférieure du radius*, p. 236. — *Hernie ombilicale*, p. 265. — Fracture ancienne de l'extrémité inférieure du radius, p. 268. — *Corps étranger* (balle) *dans l'épaisseur du ligament inter-osseux*, p. 268. — Kystes synoviaux de la main et des doigts, p. 305. — Anomalie des reins soudés par leur extrémité supérieure, p. 334. — Fracture compliquée de l'extrémité inférieure du radius, p. 335. — Note sur les corps étrangers articulaires et leur mode de formation, p. 383-387. — *Luxation de l'astragale par rotation autour de son axe vertical avec luxation du cuboïde vers la face plantaire du pied*, p. 388-390. — *Corps fibreux multiples de l'utérus*, 30e année, 1855, p. 9 et 37. — Corps fibreux de l'utérus, calcifié, p. 47. — *Arthrites sèches multiples* du pied, p. 94. — Orifice para-uréthral chez une femme, p. 214. — *Sur un cas de fracture de la colonne vertébrale*, présenté par A. da Costa, p. 277-279. — Rapport sur un travail de Marcé sur *les corps fibreux de la matrice*, p. 291-296. — *Grossesse tubo-abdominale* [avec Moreau, Trélat, Lépine], p. 307. — *Kyste du creux du jarret*, p. 461. — A propos d'une luxation spontanée du genou avec ankylose, prés. par E. Nélaton, p. 473-475. — Rapp. sur *un cas d'étranglement interne de l'intestin*, p. 487-494. — Note sur une tumeur du scrotum, contenant à la fois une hydrocèle vaginale, un kyste du cordon et une hernie inguinale, 31e année, 1856, p. 6. — Anévrysme de l'artère hypogastrique, p. 6. —

Luxation du 1er et du 2e métacarpien, fracture du 3e par éclatement de fusil, p. 6-8. — Note sur une fracture du calcanéum par écrasement et sur une fracture en V de la région sous-trochantérienne du fémur, p. 19. — Fracture du sternum, p. 19. — Kystes de l'épididyme, p. 19. — *Fracture du sternum. — Abcès par congestion*, p. 24-25. — Disc. sur les anomalies des gros vaisseaux (branches de l'aorte et jugulaire antérieure) au point de vue de l'opération de la trachéotomie, p. 25-26. — Côte surnuméraire, p. 69. — Description d'une articulation du coude atteinte d'arthrite sèche, p. 69. — Kyste de la paroi latérale du vagin, p. 70. — *Ganglion du poignet*, p. 164. — Ostéomyélite de la 1re phalange de l'index, p. 175-176. — *Soudure de l'astragale et du calcanéum. — Soudure par fusion du tibia et de l'astragale, du calcanéum et du cuboïde*, p. 164. — Sur un cas de tuberculose du testicule et de l'épididyme, p. 240. — Note sur l'arthrite et les corps étrangers de l'articulation de l'épaule, p. 241-243. — Rapport sur un cas mortel de hernie ombilicale enflammée, prés. par J. Simon, 33e année, 1858, p. 76-77.

Dans le **Bulletin de l'Académie impériale de Médecine** :

Lettre sur l'acupressure, T. XXV, 1859-60, séance du 11 septembre 1860, p. 1085-1088.

Dans les **C. R. hebdomadaires de l'Académie des Sciences** :

Physiologie. Recherches expérimentales sur les anesthésiques, [avec Bonnet]. — T. XLV, 7 septembre, 1857, p. 333-335.

Dans le **Bulletin de la Société de Chirurgie de Paris** :

Luxation coxo-fémorale (présentation de pièce) 1re S., T. IX, 1er septembre 1858, p. 73-74. — *Moignon d'un malade amputé dans l'articulation médio-tarsienne il y a 20 ans*, 6 octobre 1858, p. 121. — Note sur un cas de syncope observée pendant une opération d'ablation de polype fibreux de l'utérus, 1860, p. 69. — *Double ankylose des coudes*, 2e S., T. II, 1er mai 1861, p. 263-264. — Relation de deux observations de fistules vésico-vaginales traitées et guéries par la méthode américaine, 24 juillet 1861, p. 438-441. — Déformation de la voûte palatine consécutive à l'ablation du maxillaire inférieur, 4 février 1863, p. 24-25. — *Sondes en caoutchouc vulcanisé et sur celles en sève de balata*, 12 août 1863, p. 331-332. — *De l'acupressure ou nouveau moyen hémostatique*, 2 septembre 1863, p. 368-369. — *Bulletin de la Société de chirurgie de Paris*, rédigé par M. Foucher, secrétaire, pendant l'année 1863, Paris, Masson, 1864, in-8°. — Discussion sur l'*iridectomie*, 2e S, T. V, 7 septembre 1864, p. 4[illegible]-416. — Anévrysme poplité diffus guéri par la compression digitale, 7 septembre 1864, p. 425. — Rapport sur une observation d'extraction d'un corps étranger de la vessie, 27 septembre 1864, p. 471-474

Dans le ***Bulletin général de Thérapeutique médicale et chirurgicale*** :

Note sur le traitement de la vaginite et de l'inflammation superficielle du col utérin par la pommade au tannin, T. LVI, 1859, p. 424-427. — *Sur les corps étrangers introduits dans l'urèthre et dans la vessie*, T. LIX, 1860, p. 493-504 et 541-548. — *Traitement de la chute du rectum chez les enfants, par les injections sous-cutanées de sulfate de strychnine*, T. LX, 1861, p. 548-551. (Cf. Rev. de thér. méd. chir., N° 11, 1er juin 1860, p. 284-285. — Gaz. des Hôp., 14 et 18 juillet 1860, nos 83-84, p. 331-332-335.)

Dans la ***Revue de thérapeutique médico-chirurgicale*** de Martin Lauzer.

Du traitement des loupes par la cautérisation avec l'acide azotique, n° 2, 15 janv. 1859, p. 37-39. (Cf. Gaz. des Hôp., n° 7, 18 janv. 1859, p. 26-27). — *Fracture de la mâchoire inférieure. Application de l'appareil en gutta-percha. Guérison*, n° 5, 1er mars 1859, p. 120-121. — *Traitement des écoulements vaginaux*, n° 8, 15 avril 1859, p. 203-205. — *Note sur le traitement des maladies des os de la main et du pied*, n° 17, 1er septembre 1859, p. 451-453.

Traitement de l'entropion, n° 7, 1er avril 1860, p. 171-173. — *De l'emploi du séton dans le traitement de l'hydropisie des bourses séreuses sous-cutanées*, n° 15, 1er août 1860, p. 395-397. — *Du traitement de l'exostose sous-unguéale par abrasion suivie de la cautérisation*, n° 15, 1er août 1860, p. 397-398. — *Corps étrangers dans l'articulation du genou, incision sous-cutanée de la synoviale, migration et extraction du corps étranger, guérison rapide*, n° 17, 1er septembre 1860, p. 451-453. — *Du traitement du ptérygion*, n° 19, 1er octobre 1860, p. 507-509. — *De l'emploi de la glycérine dans le traitement des ophthalmies*, n° 22, 15 novembre 1860, p. 592-595. (Cf. Bull. gén. de Thérapeutique, t. LIX, 1860, p. 113-118). — *Sur les causes de la difficulté du cathétérisme dans les cas de rétention d'urine, suite de cystite du col, des moyens d'y remédier*, n° 24, 15 décembre 1860, p. 648-649. — *De l'opération de la fistule vésico-vaginale par la méthode américaine*, nos 14-15, 15 juillet et 1er août 1861, p. 373-376, 402-406. — *Anesthésie locale préparatoire à l'opération de l'ongle incarné*, n° 21, 1er novembre 1861, p. 569. — *Note sur l'étiologie, la nature et le traitement des granulations palpébrales*, nos 15, 16, 1er et 15 août 1862, p. 400-402 et 429-431. — *Sur le traitement de la rétention d'urine par inertie de la vessie et du catarrhe vésical* [par douche intra-vésicale d'eau pulvérisée, et description d'un instrument destiné à pratiquer ces injections], nº 2, 15 janvier 1865, p. 37-38. — *Note sur le glaucome*, nº 3, 1er février 1865, p. 59-64. — *De la conjonctivite simple ou catarrhale*, 1er mai 1866, nº 9, p. 231-233. — *De la conjonctivite granuleuse*, 15 juin 1866, nº 12, p. 312-316. — *Nouveau traitement de l'anthrax*, nº 8, 15 avril 1866, p. 204-205. — *Nouvelle méthode pour le traitement de l'anthrax*, nº 22, 15 novembre 1866, p. 591-592.

Dans la **Gazette des Hôpitaux civils et militaires** (**La Lancette française**) :

Note sur les luxations carpo-métacarpiennes, nº 41, 5 avril 1856, p. 162-163. — *Mémoire sur quelques variétés d'abcès de la face*, 1856. — *Amputation sus-malléolaire sur un malade ayant subi l'amputation du pied par la méthode de Chopart il y a 21 ans*, nº 123, 19 octobre 1858, p. 490-491. — *Kyste synovial tendineux du poignet*, nº 128, 30 octobre 1858, p. 510 — Analyse du Mémoire de Mordret sur la mort subite dans l'état puerpéral, *ibid.*, p. 510. — *Fracture de l'acromion*, nº 127, 29 octobre 1859, p. 505. — *Polype naso pharyngien. Extirpation par la boutonnière palatine au moyen de la ligature extemporanée et de la cautérisation en flèches*, nº 147, 17 décembre 1859, p. 585. — *Kyste de la région poplitée* [guéri par l'injection iodée], nº 53, 3 mai 1860, p. 209 (publ. par Horteloup). — *Atrésie de la bouche consécutive au scorbut, accidents gastralgiques, opération suivie de succès*, nº 106, 8 septembre 1860. p. 422-423. — Lettre à l'Académie de Médecine sur l'emploi de l'acupressure dans un cas d'amputation de la jambe nécessitée par l'ossification des artères, nº 108, 13 septembre 1860, p. 431-432. — *Syndactylie, main palmée chez une jeune fille de 12 ans, opération suivie de succès*, nº 64, 1er juin 1861, p. 254-255. — *Fongosités des gaines synoviales des tendons fléchisseurs du médius gauche, ayant envahi consécutivement la paume de la main* (publ. par Marcovitz), nº 126, 28 octobre 1862, p. 502-503. — *Cancer de la langue, ablation avec l'écraseur linéaire, hémorrhagie, ligature de la carotide externe*, nº 130, 8 novembre, p. 518. — *Fausse ankylose de la jambe sur la cuisse, suite de rétraction musculaire, flexion à angle droit, ténotomie, redressement immédiat, guérison*, nº 99, 25 août 1863, p. 393-

394. — *Lipomes multiples*, p. 485. — *Exostose sous-unguéale*, n° 125, 24 octobre, p. 497. — *Plaie pénétrante de l'abdomen, issue de l'épiploon*, n° 137, 21 novembre, p. 545-546. — *Emphysème des paupières consécutif à une rupture du sac lacrymal*, n° 48, 23 avril 1864, p. 189-190. — *Cystite purulente, abcès de la prostate, kyste des reins*, n° 61, 26 mai, p. 242. — *Tumeur épidermique avec production cornée de la jambe* (publ. par de Montméja), n° 102, 1er septembre, p. 405. — *Plaie de tête, dénudation et fracture du coronal, guérison sans exfoliation de l'os*, n° 105, 8 septembre 1864, p. 418-419. — *Fistule vésico-vaginale, de 3 cent. de diamètre, opération par la méthode américaine, guérison par une seule opération*, n° 113, 27 sept., p. 450-451. — *Fistule recto-vaginale de 6 cent. de longueur avec destruction incomplète du périnée, opération, guérison*, n° 10, 24 janvier 1865, p. 38. — *Luxation et fracture de l'astragale*, 16 mars, p. 125-126. — *Note sur le traitement du bubon phagédénique par le sulfate de cuivre*, 1865. — *Luxation de l'extrémité supérieure du péronée avec fracture du tibia*, 26 avril 1866, p. 193. — *Kyste thyroïdien, ponction*, 28 avril, p. 198. — *Entropion de la paupière supérieure*, 30 juin, p. 301. — *Epithélioma de la lèvre inférieure, ablation, guérison sans difformité notable*, 28 juillet, p. 349-350. — *Traitement de la conjonctivite granuleuse*, 30 août, p. 398-399.

Dans la ***Gazette hebdomadaire de médecine et de chirurgie*** de Dechambre :

Note pour servir à l'histoire des tumeurs synoviales, de celles des doigts en particulier, n° 15, 13 avril 1855, p. 271-274.

Dans le ***Mouvement médical***.

Procédé pour la désarticulation de l'épaule, 20 février 1865, n° 5, p. 20-22.

Dans les ***Archives générales de Médecine***.

Observation de farcin chronique avec guérison probable [avec A. Richard], 1851, 4e S., T. XXVII, p. 410-425.

Dans l'***Union médicale*** d'Amédée Latour :

Résumé clinique des faits observés à l'Hôpital du Midi pendant les mois de juillet, août et septembre 1848 (salles des femmes) service de M. Puche, T. II, nos 144, 145, 146, 147, 153, 7, 9, 12, 14, 30 décembre 1848, p. 571-572, 575-576, 579-581, 584-585, 613, T. III, nos 8, 14, 15, 18 janvier, 1er et 3 février 1849, p. 29-30, 53-55, 58-59, et t. à p. sous le titre.

D'études cliniques sur les maladies vénériennes chez la femme, 1848-49, Paris, Malteste, 1848, 57 p. in-8°. — *Du mécanisme du déplacement dans les fractures du maxillaire inférieur*, n° 39, avril 1851, p. 158-159. — Compte rendu des faits observés à la Clinique chirurgicale de la Charité en 1850, [avec Béraud] 1851. — *Remarques sur les indications, les résultats et le manuel opératoire de l'uréthrotomie externe*, n° 154, 27 décembre 1860, p. 644-650. — *Deux fistules, l'une utéro-vésico-vaginale, l'autre vésico uréthro-vaginale chez la même malade, opération par la méthode américaine (procédé de M. Bozeman) guérison complète*, n° 44 et 45, 11 et 13 avril 1861, p. 67-75 et 90-92.

Dans la **Revue médico-chirurgicale de Paris** DE MALGAIGNE :

Observation suivie de remarques sur la luxation traumatique du sacrum, T. IX, juin 1851, p. 336-339. — *Des déformations de la pupille, de leurs diverses causes et de leur valeur symptomatique*, T. XII (1852) et t. à p. (Paris, Paul Dupont, 27 p. grand in-8°. — Lettre au Pr Malgaigne sur les kystes du jarret, T. XV, 1854. — Kystes poplités, T. XV, 1854, p. 83. — *Sur une variété de luxation de l'astragale*, T. XVII, avril 1855, p. 203.

Dans le **Moniteur des Sciences** :

Deux fistules, l'une vésico-vaginale, l'autre utéro-vaginale chez la même malade, opération par la méthode américaine (procédé de M. Bozeman). Guérison complète constatée cinq mois après l'opération. — Paris, Bureaux du Moniteur des Sc., 1861, 15 p. in-8°.

Dans le **Moniteur des Hôpitaux** de H. de CASTELNAU :

Note sur le canal thoracique et la veine lymphatique droite [avec Boullard], 1re année, T. I, 1853, n° 43, 9 avril, p. 343-344. — *C. R. des travaux de la Société anatomique de Paris pour l'année* 1853, nos 52, 53, 58, 67, 68, 69, 70, 71, 72 ; 2, 4 mai, 6, 8, 10, 13, 15, 17 juin 1854. — C. R. analytiques des 10e, 11e, 12e, 13e, 14e, 15e livraisons du Compendium de chirurgie, 1855. — Analyse du *Traité théorique et pratique des maladies des yeux* de Denonvilliers et Gosselin, 23 et 25 mai 1855, p. 489-490 et 497-499. — *Sur l'observation et la statistique en chirurgie* (à propos d'un Mémoire sur les obs. faites à l'armée d'Orient par M. Scoutetten), 3 octobre 1855, p. 942-944. — *Sur les Kystes de la région poplitée*, T. IV, Nos 145, 147, 148, 149 ; 6, 11, 13, 16 décembre 1856, p. 1158-1159, 1173-1174, 1181-1183 1189. — Analyse des Eléments de chirurgie opératoire ou traité pratique des opérations par A. Guérin, 26 janvier 1856. — Sur le traité des Anévrysmes de M. Broca, *ibid.* 1856. — *Note sur une tumeur du vagin constituée par une dila-*

tation partielle de l'urèthre, T. V, N° 95, 8 août 1857, p. 758-759. — C. R. critique de l'*Annuaire général des Sc. médicales*, T. VI, 17 août 1858, p. 771-772. — *Chirurgie clinique. Hôpital Saint-Louis. Cancroïde de la langue, ablation au moyen de l'écraseur linéaire, guérison*, 28 octobre 1858, p. 1022-1023. — *Végétations énormes* [vulvaires] enlevées au moyen de l'écraseur linéaire, 2 décembre 1858, p. 1131-1132. — *Du traitement des loupes par la cautérisation avec l'acide azotique*, T. VI, n° 145, 9 décembre 1858, p. 1155-1157. — *Bibliographie*. [Analyse du] *Traité des maladies du sein et de la région mammaire, par M. Velpeau*, T. VII, n° 12, 29 janv. 1859, p. 89. 94. [Analyse du] *Tribut à la chirurgie ou Mémoire sur divers sujets de cette Science, par M. Bouisson*, 5, 10 et 19 mars, p. 209-212, 225-227, 258-260. — [Analyse des] *Leçons sur l'application de l'ophthalmoscope au diagnostic des maladies de l'œil, par M. Follin*, n° 46, 19 avril, p. 361-366.

Dans le ***Moniteur des Sciences médicales et pharmaceutiques*** de H. de Castelnau.

Enchondrome de la région mammaire chez l'homme, difficulté de diagnostic, ablation de la tumeur, pleurésie purulente, mort, 1re S., T. I, Nos 16-17, 27-29 septembre 1859, p. 126-127, 133-135. — *Du traitement des ophthalmies des nouveau-nés*, n° 32, 3 novembre, p. 253-254. — Considérations sur l'ostéomyélite à propos d'une communication de J. Roux à l'Académie de médecine, 2e S., T. II, n° 52, 3 mai 1860, p. 412-413. — *Traitement de la chute du rectum chez les enfants par les injections sous-cutanées de sulfate de strichnine*, n° 62, 26 mai, p. 491-492. — *Plaies du pénis par arrachement, guérison*, n° 73, 21 juin, p. 581-582. — *Nécrose invaginée du calcanéum, amputation sous-astragalienne, guérison*, n° 85, 19 juillet, p. 673-674. — *Recherches sur la disjonction traumatique des épiphyses*, N° 90, 31 juillet, p. 713-717. — *De l'emploi du séton dans le traitement de l'hydropisie des bourses séreuses sous-cutanées*. — *De l'abrasion de l'exostose sous-unguéale*, n° 93, 8 août, p. 742-743. — *Traitement du ptérygion*, n° 95, 11 août, p. 757-758.

Dans le ***Journal de Médecine et de chirurgie pratiques*** de L. Championnière.

Etranglement double dans un cas de hernie crurale ; luxations répétées du maxillaire intérieur et de l'épaule; traitement de l'ophtalmie purulente des nouveau-nés, T. XXXVII, 2e S., 1866. p. 108-112. (Analyse). — Considérations sur l'ophthalmie granuleuse, p. 204-208 (analyse). Application de la ventouse à pompe au traitement de l'anthrax, p. 263-

264. — Entropion compliqué de trichiasis traité avec succès par transplantation du sol ciliaire, p. 303-305 (anal.). — Hernie ombilicale étranglée, opération, succès ; fracture des deux clavicules à la partie moyenne guérie sans bandage sous l'influence du décubitus dorsal prolongé ; expériences d'anesthésie faites avec le protoxyde d'azote, p. 346-351 (anal.). — Considérations pratiques sur le diagnostic et le traitement de l'iritis, p 395-399 (anal.). — Observations intéressantes d'amputations partielles de la main, T. XXXVIII, 2e S., 1867, p. 17-20 (anal.). — Opération pratiquée pour un symblépharon partiel, p. 155-156 (anal.). — Traitement de la fistule lacrymale par la destruction du sac lacrymal, p. 251-254 (anal.).

Dans la **Revue médicale française et étrangère** :

Faculté de médecine ; *clinique ophtalmologique. M. Foucher.* (Note sur le traitement du trichiasis et de l'entropion) 15 mai 1866 (T. I, 1866), p. 526-533. — *Les douches d'eau et de liquides pulvérisés dans le traitement des maladies des yeux à la Clinique de la Faculté*, 31 juillet 1866 (T. II, 1866) p. 73-75.

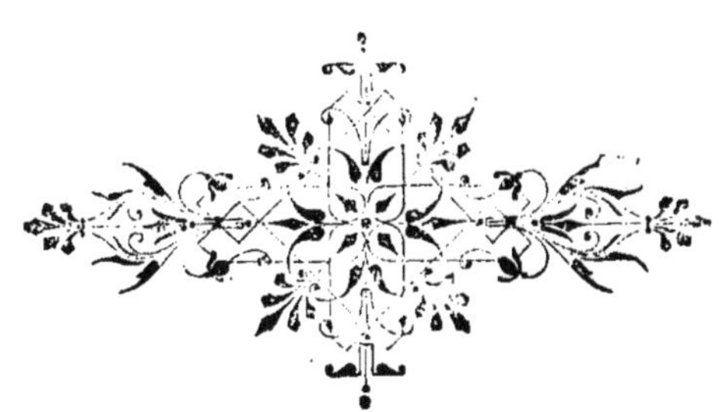

LE DERNIER DES IATRO-CHIMISTES

Eugène-Henri DESPORTES *

I

Eugène Henri Desportes naquit au Mans, sur la paroisse de Notre-Dame de la Couture, le 8 juillet 1782 (1). Il était le troisième enfant de Jean Bap-

(*) Cf. RABBE, VIEILH DE BOISJOLIN, SAINTE PREUVE, *Biographie universelle et portative des contemporains*, Paris et Strasbourg, 1834, 5 vol. in-8°, t. V (Supplément), art. Desportes, p. 152. — LACAINE et LAURENT, *Biographies et nécrologies des hommes marquants du XIX° siècle*, t. II, Paris, 1845, in-8°, art. Desportes, p. 269-272. — SACHAILE DE LA BARRE, *Les médecins de Paris jugés par leurs œuvres*, Paris, 1845, in-8°, art. Desportes, p. 241. — N. DESPORTES, *Bibliographie du Maine*, Le Mans, Pesche, 1844, in-8°, art. Desportes, (E. H.), p. 278-279. — CHATIN, notice nécrologique sur Desportes, Bulletin de l'Académie de médecine, 2° s., t. IV, 1875, 17 août 1875, p. 997-1001. — F. LEGEAY, *Nécrologie et bibliographie contemporaines de la Sarthe, 1844-1880*, Le Mans, Leguicheux-Gallienne, 1881, in-8°, p. 134-135. — Archives adm. du Ministère de la Guerre, dossier *Desportes*.

(1) « Baptême d'Eugène Henry Desportes. L'an mil sept cent quatre vingt-deux, le neuvième jour de juillet a été baptisé par nous prêtre habitué de cette paroisse soussigné Eugène Henri [né d'hier] issu du légitime mariage de Monsieur Jean Baptiste François Desportes, ancien maître de forges, négotient et de demoiselle Anne Françoise Duhail, ses père et mère demeurants sur cette paroisse et y épousés, parain Monsieur Henry Pierre Desportes maître de forge oncle au côté paternel de l'enfant demeurant sur la paroisse du Grez de ce diocèse, maraine demoiselle Marie Magdeleine Pélagie Duhail, tante de l'enfant au côté maternel, demeurante paroisse du Crucifix de cette ville, tous deux assistés de Monsieur François René Duhail négotiant et de dame Marie-Jeanne Garnier, épouse de Monsieur François de Paule Jean Duhail négotiant et de dame Agathe Françoise Garnier, épouse de Monsieur Barbeu Du bourg négotiant qui et le père présent ont signé avec nous. H. P. Desportes, Agathe F. Dubourg, H. Duhail, Marie Duhail, Duhail, J. B^te Desportes, Lemaître, prêtre.

(Etat civil du Mans, Registres paroissiaux de la Couture, 1781-84, f° 39, r°, n° 384-1782).

De cette union étaient issus précédemment : 1° Amédée Henri, né

tiste François Desportes, négociant, et d'Anne Françoise Duhail (1). Les Desportes, issus d'une lignée de marchands, s'étaient adonnés depuis le début du XVIIIe siècle, à l'exploitation de ces ferrières qui, dès l'époque gallo-romaine, alimentaient les petites forges, et au XVIIe siècle les hauts fourneaux à bois de la région (2). Le bisaïeul du futur académicien était maître des forges de Lavardin (3); son aïeul (4) et son père exploitèrent tour à tour les forges de Cormorin, à Champrond, près de Vibraye. Son oncle, Henri Pierre, un moment associé à la gestion de Cormorin, passa à la tête des forges d'Orthe, où il mourut (5).

probablement à Champrond, plus tard commissaire du gouvernement près la Société d'Assurance mutuelle contre l'incendie (1832), adjoint au maire puis maire de la commune de Sainte Croix, auteur d'une *Notice sur le Bureau de charité de Sainte-Croix* (Le Mans, 1843, 4 p. in-8o), décédé au Mans, 11 rue Sainte-Croix, le 25 janvier 1871. — 2o Henriette Pélagie, née et baptisée en l'église paroissiale de Notre-Dame de la Couture, le 8 octobre 1781. (Etat-civil du Mans, Registre paroissial de la Couture, 1781, no 143, fos 52 vo et 53 ro).

(1) J. B. F. Desportes du Tertre, fils mineur de feu Henri Desportes de Corlevé, maître de forges, demeurant à Champrond, et de Jeanne-Marie Fréart, épousa le 28 novembre 1775, en l'église des R. R. P. P. Minimes du Mans, Anne Françoise Duhail de Villiers, fille de François-René Duhail, négociant, et de Marie Magdelaine Hubert, le jour même où, dans la même église, son frère, Henri Pierre, s'alliait à Euphrosine Louise Duhail Desouches, sœur de la précédente. (Etat-civil du Mans, Regist. paroissiaux de la Couture, année 1775, nos 327 et 328, fos 56-58.)

(2) Voy. M. Hédin, *Les vieilles forges de la Sarthe*, Le Mans, Monnoyer, 1914, 55 p. in-8o. (Extr. du Bull. de la Soc. d'agric., sc. et arts de la Sarthe, t. XLIV.)

(3) Henry Desportes, né le 25 août 1679, négociant puis, à partir de 1715, maître des forges de Lavardin, échevin du Mans (1718) juge consul, administrateur des hospices, † le 28 mars 1748, époux d'Anne Le Moine (9 janvier 1703).

(4) Henry Pierre Desportes de Corlevé, négociant à Nantes, paroisse Saint-Nicolas, en 1748, puis maître des forges de Cormorin, qui épousa au Mans, par contrat du 7 mars 1750, devant Martigné, notaire, Jeanne-Marie Fréart, fille de François, négociant, ancien juge-consul, et de feu Renée Julienne Jeanne Hervé.

(5) Henry-Pierre Desportes, mort à la forge d'Orthe, paroisse de Saint-Martin de Connée, le 1er décembre 1785, eut quatre enfants : Narcisse-Henri François, le naturaliste, né à Champrond le 2 décembre 1776; Frédéric-Henri, bap. au Mans, paroisse de la Couture, le 22 mars 1779; Henriette Pélagie, bapt. à Notre-Dame de la Couture le 8 octobre 1781; Augustin-Henri, né en 1783. — Sa veuve, Louise-Euphrosine Duhail, épousa à Connée le 21 germinal an XIII, Michel Jacques Galpin Grand-champ, dont elle avait eu une fille, Eugénie, née au Mans le 4 décembre 1787, laquelle épousa Jacques-Louis-Casimir Mouton, notaire à Fresnay.

L'enfance de notre héros s'écoula, d'abord paisible, entre Le Mans et Champrond. Mais le cours des évènements ne tarda pas à mettre dans ses souvenirs la note tragique qu'il n'oublia jamais. Le 10 décembre 1793, l'armée vendéenne s'emparait du Mans. Le 13, les troupes de Marceau et de Westermann, après un sanglant combat, mettaient en déroute la cohue lamentable des « brigands ». La famille de Desportes était alors à la campagne, probablement à Cormorin; et fort anxieuse de savoir ce qu'étaient devenus, en ce désordre, ses proches, demeurés dans l'hôtel familial (1).

Les informations étaient rares, contradictoires; et il ne fallait point s'aller jeter dans la gueule du loup. Eugène fut envoyé à la découverte. Peu suspect, le gamin pénétra sans trop d'encombre dans la place, courut aux nouvelles, et s'introduisit dans la maison paternelle, que la bataille avait fort endommagée. La chambre de sa mère avait été mise à sac; des biscaïens demeuraient incrustés dans les murs; d'autres jonchaient le plancher, avec les débris des croisées, et ce spectacle évoqua dans son âme d'enfant l'idée d'un jeu de quilles brisé.

En l'an IV, notre Sarthois entrait à l'Institut des boursiers de l'Egalité, ci-devant collège Louis-le-Grand, plus tard Prytanée français, et s'y classa bien vite parmi les meilleurs élèves. Le milieu était fort jacobin. En l'an VIII, le *Journal des hommes libres,* s'indignant de ce que « tous les pensionnats façon-[nassent] les jeunes cœurs à la bêtise et à la superstition », vantait seulement « la respectable maison du Prytanée, et deux ou trois autres qui, foulant aux pieds les préjugés de nos pères, n'inculqu[ai]ent dans l'âme des enfants... que l'amour de l'égalité, de

(1) Les deux frères Desportes, Henri Pierre et Jean Baptiste François, habitaient probablement en commun rue du Mûrier n° 3 (aujourd'hui n° 15 rue de Paris). Cette maison, qui passa au cousin d'Eugène Henri, le naturaliste Narcisse Desportes, fut délaissée par sa veuve et vendue par cette dernière et ses co-héritiers, par acte sous seing privé en date du 13 mars 1875, à sœur Eulalie Bouteiller, supérieure du pensionnat Notre-Dame au Mans, pour la somme de 30.000 francs.

la liberté, de la philosophie » (1). Mais le premier Consul, qui, en fructidor an IX, gratifia la maison d'un nouveau réglement, entendait qu'il en sortit moins des philosophes que « de bons officiers ». Desportes, ses humanités terminées, fut nommé

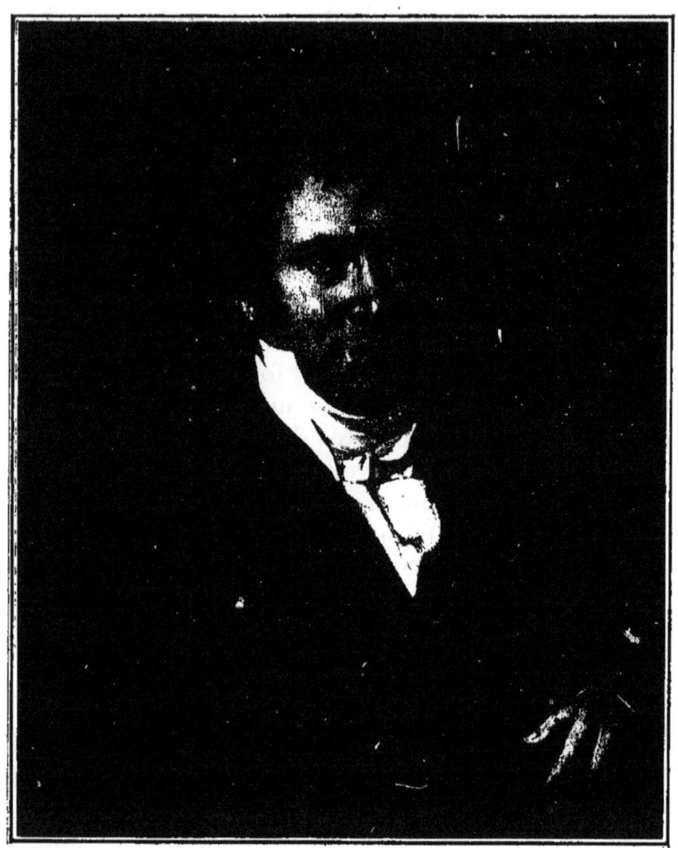

Eugène-Henri DESPORTES (1782-1875) (musée du Mans).

sous-lieutenant le 8 pluviôse an XII (29 janvier 1804). Il faut croire que ses éducateurs ne lui avaient insuf-

(1) Journal des hommes libres, du 28 therm. an VIII (16 août 1800), cité par A. Aulard, *Paris sous le Consulat*, t. I, Paris, 1903, in-8°, p. 605). — Sur le Prytanée, Cf. Aulard *loc. cit.*, *passim*.

flé ni l'amour de la « philosophie » ni le goût des armes. Ses sentiments politiques le détournèrent bientôt du service de « l'Usurpateur ». Il brisa son épée, et, de ses tronçons, fit hommage au Dieu d'Epidaure.

Desportes se mit sur les bancs de l'Ecole de Santé, et suivit la visite des hôpitaux. Bichat, Pinel, Dupuytren y furent ses maîtres, et Béclard son ami. On sait qu'elle était, à cette époque, l'insalubrité de la capitale, et le méphitisme du milieu nosocomial; et il n'y avait guère d'étudiant qui ne payât son tribut à la fièvre typhoïde. Notre carabin tomba malade, et pensa mourir. Béclard le sauva. « Desportes! lui disait plus tard son bon maître Pinel, remercie Béclard et Dieu! C'est à eux que tu dois la vie ».

Le 8 juillet 1808, Desportes soutenait, par devant les professeurs Desgenettes, Duméril, Jussieu, Richerand et Deyeux, sous la présidence de Boyer, sa thèse inaugurale sur *La noix vomique*, dédiée à Dupuytren. Sans doute sa situation matérielle était-elle précaire, car, le 25 août suivant, réfugié dans une chambre de l'hôtel Narbonne, rue de la Harpe, il sollicitait du ministre de la guerre une lettre de service aux armées. Il fut, en conséquence, appelé à l'épreuve d'aptitude, et le 30 août, un certificat de l'inspecteur général Desgenettes déclarait le postulant « susceptible, d'après l'examen... subi à l'hôpital militaire de Paris, au lit des malades, de faire un bon médecin adjoint d'armée ». Le 3 septembre, une décision du ministre Dejean l'affectait, en qualité de médecin-adjoint, avec solde, aux établissements hospitaliers de la 10e division militaire » (Toulouse). Des circonstances personnelles, inconnues, mais assurément pénibles, l'obligèrent à résigner cet honneur : « L'état de mes affaires a tellement changé en mal, déclarait-il à Son Excellence, que je me vois dans la nécessité la plus absolue de vous supplier d'avoir l'extrême bonté de regarder comme non avenue la demande » faite antérieurement.

Desportes demeura donc à Paris, et s'installa au

numéro 89 de la rue de la Harpe, puis 25, rue Traversière Saint-Honoré. Il ne tarda point à s'agréger aux diverses sociétés savantes qui groupaient les praticiens de la capitale : il était un des quarante de la *Société de médecine pratique*, qui fondée en 1808, réunissait à l'Hôtel de Ville les fervents de la thérapeutique. Et lorsqu'avec quelques dissidents de l'ancienne Société académique de médecine, démembrée par le schisme qui aboutit à la création du *Cercle médical*, Royer-Collard fonda, le 18 mai 1812, l'*Athénée de médecine*, Desportes obtint, l'un des premiers, le titre d'associé libre de la nouvelle compagnie (26 mai 1812). Son *Traité de l'Angine de poitrine*, dédié au premier médecin de S. M. impériale et royale, Corvisart, venait de le mettre en évidence. Mais il ne suffit pas de faire un bon livre pour conquérir la fructueuse estime de son concierge et quelque vogue en son quartier. Et le 17 novembre 1813, notre homme se voyait de nouveau réduit à solliciter une place aux armées, invoquant, avec « le témoignage le plus honorable » de son maître Pinel, « cinq années de pratique de médecine à Paris et [l']ouvrage qu'il a[vait] composé sur l'angine de poitrine et dont Monsieur le baron Corvisart... a[vait] bien voulu accepter l'hommage ». Nouvel examen d'aptitude devant l'inspecteur général Coste ; nouvelle conclusion flatteuse le présentant « comme un très bon médecin adjoint bientôt susceptible d'avancement. » En conséquence, le ministre de la guerre l'expédiait à la Grande armée, le 30 décembre 1813. Je ne sais pourquoi cette mesure fut rapportée ; le 8 janvier 1814, Desportes était attaché, comme médecin-adjoint, aux troupes de garde nationale réunies au corps du duc de Castiglione. Gratifié de 3 francs par journée d'étape, il devait être rendu à Lyon le 20 janvier au plus tard. Une erreur de transmission, qui dirigea sa lettre de service sur Le Mans, retarda son départ ; mais il était à Lyon en février. Y demeura-t-il ? Suivit-il le mouvement de diversion si mollement entamé par Augereau, vers l'Ain et Genève, contre les Autrichiens de Bubna et de Lichtenstein et qui n'aboutit qu'à un piteux repli ? Le 20 mars, Augereau perdait Lyon. Le 31 mars, Paris, qui n'avaient pu sauver les miracles de la campagne de France, Paris capitulait. L'empereur des Français n'était plus six jours après, que le souverain de l'Ile d'Elbe ; et le médecin adjoint Desportes se voyait rendu sans doute par les ordonnances royales de mai, à la pratique civile (1).

Il accepta l'arrêt du sort ; au reste n'avait-il rien espéré du Maître déchu, et l'appui de Royer-Collard lui fut plus utile, au retour des lys, que celui de de M. Corvisart.

Les médecins d'ailleurs, ne répugnaient point alors à se placer sous quelque auguste patronage : et lorsqu'en janvier 1820, F. Bérard, Delpech, Double, Bally et Rouzet fondèrent la *Revue médicale historique et philosophique*, sous les auspices de S. A. S. Madame Louise-Marie-Adelaïde de Bourbon-Penthièvre, première princesse du sang, douairière, duchesse d'Orléans, M. Desportes entra dans le Comité de rédaction. Et tirant de ces hautes relations le profit qu'elles comportaient, il se vit appeler par le roi Charles X, le 3 juin 1823, au nombre des membres adjoints résidants dans la section médicale de l'Académie de médecine, dont l'ordonnance royale du 20 décembre 1820, avait promulgué la création. Quand l'ordonnance du 18 octobre 1829, réorganisa la compagnie, Desportes passa, au titre de membre adjoint, dans la section de thérapeutique et d'histoire naturelle médicale.

M. Desportes fut un académicien laborieux et ponctuel ! il se rend utile, déclarait un contemporain, « par l'exactitude, le zèle et même le talent qu'il déploie dans les rapports qui lui sont confiés, et... il fait partie des hommes fermes et indépendants qu'on voit toujours prêts à s'opposer aux empiètements de nature diverse auxquels quelques membres

(1) Il habitait en 1821, 21, rue l'Evêque : en 1824 ; 25, rue Traversière-Saint-Honoré : en 1833, 5, rue Saint-Florentin : en 1852, 5, rue du Marché-Saint-Honoré.

de l'Assemblée ne paraissent que trop enclins (1). »

Il se révélait aussi orateur abondant, tout plein de ses classiques, et inexorable sur le chapitre des étymologies. Il ne manquait point de prendre, à l'occasion, la parole, sur ses thèmes de prédilection : médecine légale, hygiène et thérapeutique ; et, comme naturaliste, sur la médecine vétérinaire et la zootechnie. Ainsi se mêla-t-il aux débats sur l'empoisonnement par l'acide arsénieux, la toxicité de la liqueur de Fowler, l'intoxication par la conicine; aux débats de 1857 sur la statistique des décès dont son esprit méticuleux et précis, passionné pour la méthode numérique de Louis et de Risueno d'Amador, attendait des précisions instructives sur les 5/6 des maladies. Il prit enfin sa part des discussions et décisions que le pouvoir requérait de l'Académie, gardienne de la santé publique.

Ainsi en fut-il lors de l'invasion cholérique de 1831-32. Après avoir en 1817, ravagé les Indes, d'où il essaima jusqu'en Extrême-Orient, le choléra envahissait, en 1821-22, l'Arabie, la Perse et la Syrie, puis en dépit d'un temps d'arrêt, se réveillait dans l'Hindoustan, gagnait l'Afghanistan, la Perse, et la Boukharie. En 1829, il pénétrait en Russie par Orenbourg, pour s'avancer d'une part en septembre 1830 jusqu'à Moscou, et d'autre part, par l'Arabie et la Turquie d'Asie, infester les contrées danubiennes, d'où l'armée russe l'importa en Pologne (février-avril 1831). Les régions baltiques, l'Allemagne, par la Silésie, la Poméranie, le Brandebourg, ne tardèrent pas à payer leur tribut au fléau. En France, le gouvernement s'émut, car des navires venus de la Baltique ou de la Mer noire mouillaient incessamment à Marseille. Le 4 mars 1831, le ministre de l'Intérieur, Montalivet, demandait à l'Académie de médecine de rédiger, dans le plus bref délai, une instruction propre à éclairer l'autorité sur les mesures prophylactiques et curatives à prendre en cas de besoin, et la Compagnie

(1) Sachaile de la Barre, *loc. cit.*

nomma, sans plus tarder, une commission composée de Marc, Chomel, Desgenettes, Dupuytren, Louis, Emery, Desportes, Double, Boisseau, Pelletier et présidée par Keraudren. Les délégués élaborèrent un volumineux mémoire, sur la partie nosologique, et qui fut rédigé et clos, le 25 juillet 1831, par le baron Double, rapporteur.

Le 8 août, en dépit des critiques de Dubois d'Amiens, l'Académie en adoptait les conclusions.

Une deuxième partie, déposée le 13 septembre, résumait en quelques pages les conseils pratiques à proposer aux autorités, aux médecins, et aux citoyens. Et l'Académie, après avoir insisté sur le danger « des grandes agglomérations de troupes, [des] privations [des] fatigues, [des excès qu'entraîne la vie de l'homme de guerre », se félicitait de ce que la diplomatie intervînt enfin dans l'intérêt de l'humanité. « Le monde entier le sait : la France par la bouche de son Roi, ou le Roi parlant selon le cœur de la France a voulu préserver le midi de l'Europe du fléau de la contagion que la guerre propage. C'est surtout de cette enceinte que doivent partir, concluait M. Double, les premières acclamations de reconnaissance. (1) »

Ni les acclamations académiques, ni la diplomatie pacifique ne conjurèrent le péril. En novembre 1831, l'Angleterre était contaminée. Le 15 mars 1832, le choléra éclatait à Calais ; le 26, à Paris. On sait quelle fut l'intensité de l'épidémie et la terreur panique qu'elle sema dans la capitale. Les médecins prirent leur poste, au chevet des malades, dans les ambulances de quartier, les hôpitaux, les commissions sanitaires. Desportes fit partie de la Commission de salubrité de Chaillot. Mais s'il avait le sentiment de son devoir, il avait aussi le souci de son indépendance : et le préfet de police ayant prescrit aux médecins et chirurgiens de dévoiler les noms des

(1) *Rapport sur le choléra morbus*, lu à l'Académie royale de médecine en séance générale les 26 et 30 juillet 1831, Paris, Impr. royale, 1831, IV-199 p. in-8.

personnes soignées par eux après les journées des 5 et 6 juin, M. Desportes protesta, le 12 juin, à la tribune de l'Académie de médecine, contre une « erreur étrange », capable de faire « monter la rougeur au front de tout homme de l'art », en tant que contraire au secret professionnel, fondement du sacerdoce médical. Et il proposa de nommer une commission chargée d'examiner « jusqu'à quel point le respect dû à la morale publique et l'accomplissement de nos devoirs envers nos concitoyens sont compatibles avec l'obligation qui pèserait sur nous si l'ordonnance de la police était maintenue. (1) »

Ainsi ni le dévouement ni la science n'avaient pu enrayer la marche du fléau ; et il restait encore beaucoup à dire, lorsqu'à la requête du gouvernement, la question des lazarets et quarantaines fut de nouveau portée, en 1845-46, à la tribune de la Compagnie. Mais elle visait plus spécialement la peste.

Contagionnistes et anti-contagionnistes dissertèrent à perte de vue sur la durée de l'incubation, le mode de transmission par les malades, les cadavres, les vêtements, les marchandises, et la discussion fut longue et confuse, comme elle devait l'être à une époque où la nature et le mode de transmission de la maladie bubonique n'étaient pas connus. M. Desportes avait suivi de près les débats, et prononcé des allocutions copieuses, expression et miroir de ses convictions pathogéniques. Contagionniste pour cette fois, il ne ménagea point ses critiques à la Commission et à son rapporteur, « partisan plus ou moins déclaré, plus ou moins intelligent, de la non-contagion, et de l'infection. » Il s'étonna de voir contester la possibilité de transmission par le contact, par l'inoculation, par les étoffes et les vêtements. Il demanda que la quarantaine tint compte des modalités d'une incubation variable, parfois prolongée, quitte à léser, au profit de l'humanité, les intérêts commerciaux de certaines nations, « et celle-là en

(1) Journ. hebd. de méd. et de chir.; 1832, t. VII, p. 411-412.

particulier que l'on trouve partout où il y a des opérations commerciales à faire, des gains à recueillir, et par suite partout où il y a des barrières à abaisser qui s'opposent à l'ambition mercantile (1) ».

Enfin, il réclama l'assainissement des ports, des rades, et du littoral français, l'amélioration du régime alimentaire et de l'hygiène des populations côtières, en particulier dans les classes pauvres, et la constitution d'une alliance internationale par laquelle chaque puissance « s'obligerait à établir des quarantaines à l'égard du peuple qui se refuserait à détruire sur son territoire toutes les causes qui ont été signalées comme capables d'exciter le développement de la peste, ou de toute épidémie meurtrière, comme par exemple de la fièvre jaune, du choléra, etc. (2) ».

Cette discussion porta ses fruits, puisqu'elle motiva l'ordonnance du 18 avril 1847 créant le corps des médecins sanitaires, le décret du 24 décembre 1850, et la rédaction de la Convention sanitaire internationale du 27 mai 1853.

M. Desportes ne put guère montrer qu'au sein de l'Académie son zèle pour le bien public. Essaya-t-il de franchir, en maître, le seuil des hôpitaux parisiens ? Je l'ignore. Mais il marqua toujours quelque regret de n'y être point parvenu. Il déplorait, en 1829, que tous les médecins et chirurgiens ne fussent pas également chargés, et tour à tour, du service nosocomial, seul moyen « d'étendre et de perfectionner leur instruction (3) », et vit répudier au grand Congrès médical de novembre 1845, auquel il voulut prendre part, les réformes qu'il avait réclamées sur ce point (4).

II

M. Desportes avait gardé, de ses premières études,

(1) B. A. M., t. XI, p. 1069.
(2), B. A. M., t. XI, p. 1089.
(3) *Considérations...*, p. 5 et 6.
(4) *Actes du Congrès médical de France, session de* 1845, Paris, Impr. Hennuyer, 1846, XI-492 p., in-8°. — Le Congrès ratifia le rapport de Gerdy le jeune, préconisant la nomination du corps des hôpitaux par concours, et à demeure jusqu'à la retraite. (12 novembre 1845, p. 254.)

une forte teinte d'hippocratisme : il croyait encore aux jours critiques, à l'influence des périodes hémi-septenaires, septenaires ou septennales sur l'évolution des maladies aiguës et chroniques (1). Et les préceptes hygiéniques du *Traité de l'air des eaux et des lieux* s'alliaient curieusement en son esprit aux théories chimiatriques vers lesquelles il se sentait entraîné. Elles séduisaient son esprit épris de précision scientifique, flattaient ses goûts de pharmacologiste et de toxicologue ; d'autres, las, comme lui, des controverses théoriques entre les néo-hippocratistes et les partisans tumultueux de la médecine physiologique, s'orientaient aussi vers le laboratoire : Andral, l'éclectique, avait un des premiers donné l'exemple. Dédaigneux des spéculations dogmatiques pures, de cette nouvelle scolastique qui, réprouvant les entités morbides, en créait une équivalente dans le fameux dogme de l'irritation, il cherchait, avec Delafond et Gavarret la solution du problème morbide dans les modifications chimiques du sang à l'état pathologique (1842 et 1843). Orfila l'appuyait, en ramenant la médecine légale, d'abord purement objective, aux précisions des réactifs. Et M. Desportes, à son tour, se montrait enclin à n'admettre, en fait de pathogénie, que ce qu'on en peut déceler au fond des cornues et des éprouvettes. Volontiers eût-il refait à son usage, et si les imperfections de la chimie contemporaine le lui avaient permis, le livre de Baumes sur la classification chimique des maladies. Il n'approuvait pas les théories contagionnistes de Bretonneau et de son école : ni pour le choléra, ni pour le paludisme, ni pour la fièvre typhoïde (2), ni pour l'angine scarlatineuse. La cause première consistait, à l'en croire, dans une modification chimique de l'atmos-

(1) DESPORTES, Revue médicale mars 1821, p. 286. — *Tr. de l'angine de poitrine*, p. 59.

(2) « Quoi ! on admet que les corps typhiques fabriquent incessamment des miasmes contagieux et en sont remplis, et voilà que la fièvre typhoïde ne se gagne pas si une personne ayant un doigt blessé ou écorché en un point vient à souiller cette partie avec des humeurs purulentes, sanguines ou autres provenant d'un malade dont on panse quel-

phère ; et la présence anormale, au sein du fluide aérien, de « matières... qui en arrivant au contact des corps vivants y déterminent dans les matériaux immédiats dont ils sont composés la rupture de leurs affinités, de leurs combinaisons actuelles (1)» . Matières assez stables sans doute, « et dont la condition indispensable [de persistance] est de n'appartenir nullement aux corps de nature organique (2) » ; mais émanées, comme il apparaît dans la répartition du paludisme, de foyers purement locaux, incapables d'essaimer au-delà d'un certain délai et d'une certaine distance. Car on ne saurait décemment admettre que les miasmes cholériques, partis des rives du Gange, pûssent résister,au sein des courants aériens qui les porteraient jusqu'aux rives de l'Europe, « à toutes les vicissitudes d'action, destructive pour eux, d'une foule puissante d'agents tels que l'eau, la chaleur, la lumière, l'électricité, etc. (3) ».

Que l'organisme y soit de compte à demi, on ne saurait le contester. Est-il interdit de penser qu'à une température de 30°, au contact du sang, dans le milieu humide des alvéoles pulmonaires, un de ces principes atmosphériques nocifs ne puisse « se combiner... soit avec quelque autre corps contenu avec lui dans l'atmosphère, soit avec l'un des principes immédiats du sang (4) ? », soit avec quelque produit élaboré par un tempérament prédisposé ?

« Or, qui peut dire s'il ne résulte pas de cette combinaison très présumable, très possible, tantôt et seulement une simple altération de l'un ou de plusieurs des principes immédiats du sang, altération qui sera le point de départ d'une maladie prochaine

que abcès ou ulcération ou d'un cadavre... Le mal que l'on gagne alors c'est une inflammation plus ou moins vive des veines, des vaisseaux lymphatiques, et des faisceaux nerveux. Votre maladie contagieuse n'a pas cette fois de miasmes spécifiques à introduire dans l'économie vivante par une surface très absorbante, par une plaie ! » (B. A. M., X, p. 955.)

(1) B. A. M., VII, p, 577.

(2) *Propag. du choléra de l'Inde*, p. 31.

(3) *Ibid.*, p. 30.

(4) *Ibid.*, p. 12.

et épidémique, tantôt la formation et l'introduction d'un corps nouveau et particulier dans quelque partie de l'économie, et tantôt l'isolement de quelque corps qui était tout à l'heure encore dans un état de combinaison dans l'atmosphère », en sorte que « l'un ou l'autre de ces deux corps pourrait devenir pour l'économie vivante une cause plus ou moins active et puissante de maladie » (1) ? Et la contagion est-elle autre chose qu'une apparence, l'expression mal interprétée de cette « influence morbifique qui est exercée par tout rassemblement d'hommes sains ou malades, dans un lieu ouvert ou clos, sur les personnes qui s'y exposent, par l'intermédiaire de l'atmosphère ? (2) »

Que cette viciation soit difficile à caractériser chimiquement, notre homme n'y contredit point. Encore veut-il qu'on la recherche dans le milieu aérien extra ou intrapulmonaire. Il réclame, au cours des épizooties de 1844, l'analyse atmosphérique, des régions contaminées ; plus tard, au cours des discussions sur le paludisme, l'analyse en grand du sol encaissant, des eaux et des émanations gazeuses des marais (3). Rien n'échappe à l'avidité de ses réactifs : et il demande à toute occasion, l'analyse de tous les tissus ou produits morbides, solides ou liquides : le sang des déjections dysentériques (4), le parenchyme et les sucs des tumeurs fibreuses du sein (5) et le contenu gazeux des vésicules pulmonaires dans l'emphysème... (6) voire dans l'angine de poitrine ! (7)

Lorsque surgirent, à l'Académie de médecine, les grandes discussions sur la fièvre puerpérale (8), M. Desportes estima que, des laboratoires, il sortirait « quelque chose de plus efficace que la recomman-

(1) *Propag. du choléra*, p. 13.
(2) B. A. M., X, 956.
(3) B. A. M., V, p. 368-384.
(4) B. A. M., VIII, p. 594.
(5) B. A. M., IX, p. 432.
(6). B. A. M., VIII, p. 715.
(7) B. A. M., XXVII, p. 1289, note.
(8) B. A. M., T. XXIII, 1858. — Voy. sur ces discussions, P. Delaunay, *La Maternité de Paris..., 1625-1907*, Paris, J. Rousset, 1909, in-8°, Chap. VII, L'infection puerpérale à la Maternité.

dation de se laver les mains et de changer d'habit, ou de fermer les maisons hospitalières d'accouchement. » Et il demandait que l'on fît des « recherches... chimiques et expérimentales sur la matière des lochies », afin de découvrir soit le principe infectant, soit les réactifs capables d'en neutraliser les propriétés pathogènes. Il réclama des analyses microscopiques et chimiques portant sur les vésicules lactifères des mamelles de la femme enceinte morte de maladie puerpérale, sur la viciation des proportions de la graisse, de la caséine et du lactose, et propres à déceler la « cause morbifique qui altère la préparation du lait et devient une disposition morbide grave. » Il concluait que la maladie puerpérale, analogue aux déperditions excessives de l'albumine dans le mal de Bright, du sucre dans le diabète, à l'excès d'urée dans l'urémie, pourrait bien « consister dans l'épuisement ou l'exhaustion d'une matière organique de première importance, principe immédiat organique ou plutôt composé binaire organique ». Il soupçonnait véhémentement que ce principe est la « graisse phosphorée dont l'usage, dans l'économie vivante, est de concourir... à l'entretien de l'action propre de l'organe cérébro-spinal et des nerfs, et à leur puissance de faire contracter et agir en général les organes fibreux et moteurs surtout. » En sorte que la maladie puerpérale n'était plus qu'une maladie constitutionnelle, *sui generis*, par déperdition, épuisant l'irritabilité normale des tissus. La fièvre, la phlegmasie purulente n'en étaient que des complications, à tort confondues avec la diathèse initiale.

Des œuvres médicales de Desportes, la plus considérable est son *Traité de l'angine de poitrine.*

Comme depuis les observations de Rougnon (1768), et d'Heberden (1772), qui lui donna son étiquette nosologique, l'angine de poitrine laissait encore matière à de nombreuses discussions. Si nombre d'observateurs en avaient signalé les causes occasionnelles (marche forcée, ascension, lutte contre le vent, troubles gastriques), et les symptômes subjectifs capitaux, par contre, les avis étaient partagés sur les lésions anatomo-pathologiques, et, partant, sur la pathogénie. Phlegmasie? Altération organique? Névrose? Sans nier l'influence des affections arthritiques; sans contester l'action possible des lésions des coronaires, Desportes observait que l'angine survient souvent à un âge où cette ossification ne saurait être mise en cause; qu'elle prédomine dans le sexe masculin, lequel n'a pas le privilège de cette altération; et qu'enfin cette altération indélébile ne saurait expliquer l'effet favorable des médicaments narcotiques et antispasmodiques. Et avec ce sens des classifications exactes, qu'il tenait de son tempérament de naturaliste, et que Pinel, après Linnée, avait tenté d'introduire dans la nosographie, il fit de l'angine de poitrine une entité morbide, un *genre*, à classer dans la *famille* des névralgies. Il y discernait, au surplus, deux espèces, dans lesquelles on peut retrouver à l'état d'ébauche, la distinction si bien mise en valeur par Huchard, de l'angine vraie coronarienne et de la pseudo-angine névrosique; la première espèce caractérisée par une sternalgie haute, avec dyspnée suffocante, pouls serré, petit, irrégulier; la seconde par une sternalgie inférieure, prédominante à gauche, à début plutôt abdominal, avec liberté absolue de la respiration, et conservation de la régularité du pouls.

Au point de vue pathogénique, Desportes incriminait une lésion du nerf pneumogastrique gauche, les irradiations possibles dans le domaine des plexus pulmonaires et cardiaques lui paraissant individualiser suffisamment les deux *espèces* cliniques par lui décrites. L'angine de poitrine, à l'entendre, est la « névralgie des plexus thorachiques. » Et quant aux lésions pulmonaires ou médiastinales concomitantes possibles, il ne balançait point à y voir « l'analogue des névralgies de la face et des membres, dans lesquelles tout le trajet du nerf offre les phénomènes d'un engorgement inflammatoire », lequel peut même se terminer par suppuration. Il n'était point jusqu'à sa coïncidence ou alternance avec les fluxions rhumatismales ou goutteuses qui ne le confirmât dans cette opinion, qu'il venait de nouveau, en 1862, défendre à la tribune de l'Académie de médecine (1).

Ainsi les théories de M. Desportes se rattachaient-elles à celles de Baumes et de Pinel, lequel classait l'angine pectorale dans l'ordre III de sa classe IV, celle des névroses (2). Encore enchérissait-il sur le Maître, en matière de névroses, puisque nous le voyons, en 1854, ranger dans la même catégorie... le choléra-morbus, au titre de « névrose des organes respiratoires sous la dépendance du nerf grand sympathique ! (3) »

III

Desportes s'était toujours intéressé à la matière médicale. Journaliste, il en dissertait dans les colonnes de la *Revue médicale*, et plus tard dans le *Bulletin général de thérapeutique*. Praticien, il demeurait fidèle à la vieille médecine humoriste, celle des saignées, des cautères, des sétons et des cataplasmes ; il raisonnait abondamment sur la révulsion, la dérivation et la distinction qu'il convient d'en faire (4). C'est pourquoi il blâmait véhémentement les systématiques de l'Ecole de Broussais, ces hommes pour qui la thérapeutique se réduit à deux remèdes : « la lancette et l'eau. » Et il jeta l'anathème, en pleine Académie, sur le jeune aide-major, Labarthe, lequel, défendant, par la voie hiérarchique, les préceptes de son chef, le médecin militaire Peysson, célébrait les miracles de la saignée à outrance dans les colites et la dysenterie (5). Sans doute ne rejetait-il point entièrement la théorie de l'*irritation* (6). Il proclamait les bienfaits

(1) B. A. M., T. XXVII, 1861-62, p. 1248 et 1288.

(2) L'étiologie névropathique de l'Angor pectoris fut défendue, après Desportes, par Jurine (1815). Laënnec, Téallier (1826), qui créa le mot de *pneumo-gastralgie*, Piorry, etc. (Cf. Huchard, *Traité clinique des maladies du cœur et de l'aorte*, 3e éd., T. II, Paris, Doin, 1899, in-8o, p. 78, 94, 95.)

(3) B. A. M., XIX, 1854, p. 1066.

(4) B. A. M., T. XXI, p. 611-645.

(5) B. A. M., T. VIII, p. 742-763.

(6) *Obs. d'un état inflammatoire de l'estomac*. Revue médicale, 1822, T. VIII.

de la médecine émolliente et anti-phlogistique (1) ; mais sans méconnaître le danger des « excitations » médicamenteuses portées sur « un organe malade et disposé à l'inflammation (2) », M. Desportes revendiquait, en sa qualité de chimiste, le droit de recourir, avec les précautions nécessaires, aux acquisitions nouvelles de la pharmacologie. Avec son ami Constancio, il en avait dressé le bilan dans son *Conspectus des pharmacopées* ; et il y puisait largement. Il vantait les succès du sel de nitre à haute dose dans la pneumonie, les catarrhes, l'hémoptysie, le rhumatisme, la goutte, les œdèmes et les hydropisies (3). Il préconisait, « comme curatif et comme prophylactique », l'usage de l'acide phosphorique, lequel, ayant la propriété de dissoudre le phosphate de chaux, peut prévenir ou guérir « le dépôt de ce sel sur les parois des artères coronaires du cœur. » Et il ajoute ces lignes auxquelles les théories modernes de Joulie sur l'action « désincrustante » de l'acide phosphorique apportent une tardive et curieuse sanction : « Sans doute, on ne se sera pas rendu un compte tout chimique de la manière dont agissait l'acide, et que l'on ne se sera pas dit : En introduisant un excès d'acide phosphorique dans le corps et en activant la sécrétion urinaire, par exemple, nous empêcherons la formation des concrétions ou nous dissiperons celles qui existent déjà, parce que l'acide ira tout droit s'emparer du phosphate calcaire, qui sera aussitôt évacué par les urines. Mais on aura pensé que la liqueur acide pouvait être le stimulant propre à changer les propriétés vitales des membranes des artères, de même que plusieurs corps médicamenteux agissent spécialement sur les propriétés vitales de certains organes (4) ».

(1) *Ibid.*

(2) *Phlegmasie des viscères..., par l'emploi du sulfate de quinine*, Rev. médicale, T. XII, 1823.

(3) Bull. gén. de thérap., XXVI, 1844.

(4) *Tr. de l'ang. de poitr.*, p. 223-224.

IV

Dès le début de ses études, Desportes s'était adonné à la toxicologie. Sa thèse inaugurale, inspirée et aidée par Jussieu, fut consacrée à la *Noix vomique*, en particulier au *Strychnos nux-vomica*. Il étudia la plante, ses semences, fit l'analyse de leurs principes actifs, et l'étude expérimentale de leur action physio-pathologique. Il faut avouer que son mémoire est assez vague : les procédés analytiques étaient alors rudimentaires ; et M. Desportes ne retira de ses graines que du malate acidule de chaux, une gomme, une matière végéto-animale indéterminée, une autre matière amère, une huile fixe, un colorant jaune, de la cire, des sels terreux et alcalins, et de l'amidon. Physiologiquement, après expériences sur le chien, la poule, la chèvre et la grenouille, Desportes y signala l'existence d'un virus, spécialement nocif pour le système nerveux, tétanisant et convulsivant : ce virus était la strychnine, que Pelletier et Caventou devaient isoler dix ans plus tard, en 1818. Au point de vue médico-légal, l'auteur n'apporte aucune observation personnelle ; quant à l'usage thérapeutique, il se borne à enregistrer quelques notions empiriques et contradictoires empruntées aux travaux allemands et scandinaves. En somme, travail imprécis et qui n'a point fait date dans les annales de la toxicologie. M. Desportes, au reste, aimait la variété ; et sans pousser plus avant, changea de sujet.

Suivi de près par Séguin, le chimiste français Derosne avait signalé, en 1803, le présence, dans l'opium, d'un *principe cristallisable* qui fut d'abord connu sous le nom de sel de Derosne ou narcotine. En réalité, ce principe ne fut scientifiquement isolé et étudié que par l'allemand Sertuerner, en 1816 (1). Ce chimiste isola non seulement l'alcaloïde, qu'il appela la morphine, et qu'il croyait combiné avec un

(1) Ce travail fut publié par Sertuerner dans les *Annalen der Physik*, de Gilbert, t. LV, 1817, p. 56 et sqq., et traduit par Rose dans les *Annales de chimie et de physique*, 2e s., t. V, Paris, 1817, p. 21-42.

acide végétal, l'acide méconique, à l'état de méconate de morphine, mais encore ses sels, mieux définis et plus maniables : sous-carbonate, carbonate, acétate, sulfate, muriate, nitrate et tartrate de morphine. De tous ces composés, le muriate ou chlorhydrate, d'un usage si courant aujourd'hui, fut celui qui obtint d'abord le moins de faveur, encore qu'il entrât, dès 1824, dans la formule du sirop de Charlard (1). Ce sont les propriétés thérapeutiques de l'acétate de morphine que Bally étudiait, dès 1823, dans son service de la Charité ; et Magendie qui, depuis cinq ans expérimentait les sels de morphine, déclarait en 1825 que ses préférences allaient à l'acétate et au sulfate. L'acétate de morphine était assez connu dans les officines pour que le fameux Castaing pût s'en procurer, en 1823, à la pharmacie Chevallier, deux grammes qu'il fit ingurgiter à son ami Ballet. Le procès, qui s'ensuivit, rappela l'attention des toxicologistes sur l'acétate de morphine, et les divergences d'opinion qui se manifestèrent à l'audience entre les experts, en particulier entre Orfila et Chaussier (2), montrèrent que la question n'était pas encore complètement élucidée.

M. Desportes la reprit (1829), et étudia en compagnie de Serres, l'empoisonnement lent par l'acétate de morphine. Il rechercha, sur des poules, les lésions organiques et les phénomènes morbides provoqués par la lente absorption de ce toxique. Il crut découvrir dans la phlegmasie du tractus intestinal, et spécialement « de l'intestin rectum » un signe caractéristique de la dite intoxication, n'accordant, par contre, aux signes de congestion en céphalo-médullaire qu'une valeur inconstante et douteuse, et peut-être seulement « sympathique de la lésion gastro-intestinale (3) ». Il est inutile de dire que ces expériences

(1) Cf. P. Dorveaux, *Le sirop pectoral de Charlard chanté par Casimir Delavigne*, Bull. de la Soc. d'Hist. de la Pharmacie, n° 29, mars 1921, p. 284-285.

(2) A. Tardieu et Z. Roussin, *Etude médico-légale et clinique sur l'empoisonnement*, Paris, J.-B. Baillière, 1867, XXII-1072, p. in-8°, p. 912-914.

(3) *Rech. exp.*, p. 9.

sont insuffisamment poussées, que le choix de l'animal est critiquable, et que les conclusions de Desportes sont plus que discutables. Si la morphine s'élimine en partie par le tube digestif, il n'en est pas moins vrai qu'elle provoque presque toujours, et principalement, de la congestion des centres nerveux. Et notre observateur n'a point relevé, chez l'animal, ce myosis marqué et ce ralentissement du rythme respiratoire que l'on observe chez l'homme intoxiqué par la morphine. Les recherches de Desportes ne furent cependant pas tout à fait oubliées, puisqu'Orfila en fait encore mention (1), et c'est à tort que M. Pouchet fait honneur à Cl. Bernard des premières études sur l'action physiologique des alcaloïdes de l'opium (2).

Mais notre homme n'approfondissait guère. La physiologie expérimentale cherchait encore ses principes, et M. Desportes n'en avait point, il expérimentait, si j'ose dire, à bâtons rompus. Il s'avisa, certain jour, d'étudier l'action de l'électricité sur le rein, prit un lapin, l'ouvrit, énucléa le rein, l'incisa, prit sa machine, tira de l'organe des étincelles, et constata que le parenchyme, congestionné et raffermi, éjaculait violemment l'urine par ses pyramides de Malpighi. Il en déduisit que l'excrétion urinaire est assurée par une contraction du rein lui-même, et non par les pressions périphériques, et qu'il y a dans cette glande un tissu moteur (3).

A force de fréquenter les animaux de laboratoire, M. Desportes, sur la fin de ses jours, s'avisa de découvrir le monde microscopique, où Henle, et Charles Robin avaient déjà reconnu quelques-uns

(1) Orfila, *Leçons de médecine légale*, 2e éd., Paris, Béchet jeune, et Bruxelles, 1828, 3 vol. in-8o, t. III, p. 233, 249.

(2) Pouchet, *Précis de pharmacologie et de matière médicale*, Paris, Doin, 1907, in-8o, p. 181.

(3) Bull. gén. de thérap., 1844. — Confirmant les résultats expérimentaux de Desportes, Henle a décrit, plus tard, en 1868, un niveau des papilles rénales, des fibres musculaires lisses (muscle annulaire de la papille); Eberth, en 1872, un réseau musculaire lisse à la surface de la corticale ; et Jardet plus récemment, d'autres fibres interstitielles, péri-pyramidales.

des phénomènes de la vie cellulaire. Il plaça sous son objectif la membrane interdigitale d'une grenouille ; il vit les globules sanguins cheminer, à la file, dans les capillaires, s'arrêter, s'amonceler, distendre un moment la fragile paroi de leur canal, puis reprendre leur cours interminable. Et il y pensa découvrir le secret de l'assimilation : il estima qu'« il ne saurait y avoir de difficulté à croire que le fluide jaune des globules, poussé par les efforts subits de pression de la coque de leur cellule à chacun d'eux », écarte de façon infinitésimale, mais néanmoins suffisante, les « molécules seulement juxtaposées » de la paroi capillaire, et les traverse à la manière dont un fluide très dilaté, réduit presque en vapeur, traverse rapidement un liquide et une membranule qui le séparent de la substance pour laquelle il a une affinité spéciale et que cette substance partage et témoigne en l'attirant à elle (1). » Ainsi, l'éclatement des globules rouges, répandant leur contenu par une sorte d'effraction du vaisseau dans la substance générale intervasculaire, fournirait à cette dernière l'albumine, la fibrine et l'hématine, superposant son mécanisme nutritif aux phénomènes d'endo- et d'exosmose qui assurent normalement les échanges entre le milieu sanguin et les tissus, à travers la membrane capillaire intacte (2).

Ces assertions, portées à la tribune de l'Académie, provoquèrent d'abord une interruption, puis une réplique du Secrétaire perpétuel, Dubois. Celui-ci dénonça véhémentement les « illusions » microscopiques de son collègue, attesta l'impénétrabilité des mystères de la nutrition et celle des vaisseaux capillaires ; il nia l'existence réelle et le va et vient des molécules qui, des courants vasculaires, iraient se perdre dans les solides, et, des solides, rentreraient dans le circulus capillaire. Et ne pouvant empêcher l'impression de ces allégations dans le *Bulletin*, il

(1) B. A. M., XXIV, p. 473-495, 8 fév. 1859.

(2) *Ibid.*, p. 496.

tint à déclarer que cette insertion ne comportait point une adhésion de la Compagnie. Cette mercuriale mit un terme définitif à l'éloquence de M. Desportes, lequel ne remonta jamais plus à la tribune académique. Et même, il renonça à l'étude des infiniments petits pour se consacrer désormais exclusivement ses facultés admiratives aux splendeurs du macrocosme.

V

Car M. Desportes n'était pas seulement un médecin laborieux, mais encore un naturaliste pratiquant. Au temps de sa studieuse jeunesse, il consacrait aux sciences les heures qu'il pouvait dérober à l'apprentissage de la médecine. Il fréquentait au Muséum d'Histoire naturelle les cours de Latreille et de Cuvier, et s'initiait à la botanique aux leçons de Jussieu, de Mirbel, de Desfontaines, de Cl. Richard, suivant ainsi les traces de son cousin, le naturaliste Narcisse Desportes, qui fut, en ses jeunes années, le disciple et le collaborateur de Lamarck et de Mirbel (1).

La pratique médicale ne le détourna point de sa science de prédilection : il continua de s'intéresser à l'anatomie comparée ; s'occupa d'ichthyologie, d'ornithologie, et écrivit en 1820, pour le grand Dictionnaire d'Histoire naturelle de Levrault, dont ses anciens maîtres du Muséum dirigeaient la rédaction, une monographie du *Pigeon domestique*. Il étudia les instincts, les passions et les mœurs du peuple,

> Au col changeant, au cœur tendre et fidèle,

Il immola des pigeons innombrables, les classa, les étiqueta, les disséqua, les empailla. Son domicile était une nécropole, un ossuaire de ramiers, dont les dépouilles encombraient encore, à un demi

(3) Cf. A. Gentil, *Narcisse Desportes, naturaliste manceau*, Bull. de la Soc. d'Agric., Sc. et Arts de la Sarthe, t. XLIII, 1911-12, 2e fascic., p. 109-128. — Cuvier, Latreille, Desfontaines, Jussieu, professaient alors au Muséum ; Mirbel à la Faculté des Sciences ; A.-L. de Jussieu avait également à la Faculté de médecine une chaire dont L.-Cl.-M. Richard était l'adjoint.

siècle de là, sous un linceul de scientifique poussière, les armoires de son cabinet. Car, peu à peu, M. Desportes s'était désintéressé des bipèdes, volatiles ou non.

Il avait un moment songé — c'était sous Louis-Philippe, au temps des réformateurs socialistes et des Saint Simoniens, — à perfectionner l'humanité. Il estimait que « les Sociétés humaines doivent être... une image parfaite d'une société sympathique de secours mutuels » (1) et méditait de publier, — sous le voile de l'anonyme, il est vrai, — « un ouvrage touchant la médecine et la politique. » En homme sage, il y renonça. Il avait acquis une honnête aisance (2), et délaissant la sociologie, l'ornithologie et la pathologie, il se livra, tout entier aux études qui avaient charmé les jours de sa jeunesse. Il se tourna vers ce que la nature nous offre de plus séduisant : cette innocente splendeur du règne végétal qui, pour le plaisir de nos yeux, renaît dans les fleurs à chaque printemps. Pendant les vingt dernières années de son existence, le Dr Desportes se voua, corps et âme, à la botanique. Il s'enticha d'acclimatation ; et son appartement du n° 12 de la rue d'Alger devint une vaste serre. Sur le balcon, sur l'appui des fenêtres, sur la cheminée du cabinet, dans le vestibule et la salle à manger, des plantes s'entassaient en pots, en caisses et en bocaux. M. Desportes réalisait, en chambre, la vie du vieillard de Tarente et son logis eût été un maquis touffu si ses capacités de jardinier avaient égalé son zèle. Mais le soleil et l'eau manquaient à ses élèves, et ses plants s'étiolaient. Quand une misérable fleur avait résisté à sa thérapeutique, le bonhomme Desportes l'envoyait parfaire sa convalescence au Jardin des Plantes du Mans, heureux d'enrichir la flore locale d'une espèce inconnue sous le ciel sarthois (3). Mais trop souvent ses soins étaient

(1) B. A. M., XI, p. 1089.

(2) Nette de tous frais et legs, la succession qui fut partagée le 8 janvier 1876 entre ses hoirs montait encore à plus de 160.000 francs.

(3) Son frère, Amédée-Henri, et son cousin Narcisse Desportes, étaient membres titulaires de la Société d'Horticulture de la Sarthe.

vains; et l'horticulteur allait, épancher ses doléances, à la plus proche séance académique, dans le sein de son collègue Chatin, professeur de botanique à l'Ecole de Pharmacie. Chatin consolait le vieillard éploré, emportait la plante moribonde, en promettant de lui infuser une vie nouvelle dans les serres de l'Ecole. Et de fait, un ou deux mois après, elle revenait, plus florissante que jamais, embaumer le logis de la rue d'Alger. Inutile de dire qu'il s'agissait d'une substitution éhontée. Mais le possesseur s'enorgueillissait d'avoir définitivement acclimaté la fleur rebelle, et Chatin n'avoua qu'après sa mort sa pieuse supercherie.

Il y avait, à vrai dire, plus de mérite qu'on ne pense. Et le zèle du bonhomme Desportes était implacable. En veine d'herborisation, il arpentait, le dimanche, sa boîte verte en sautoir, les bois et les champs des environs de Paris, et s'indignait de ne plus trouver les stations telles qu'au temps de Mirbel et de M. de Jussieu. Et puis, sa mémoire n'était plus sûre, et son regard se voilait; et il recourait, le mardi suivant, à l'infatigable complaisance de son collègue pour déterminer sa récolte. Or, ses trouvailles étaient trop souvent dans un état fragmentaire : débris infimes de cryptogames, fleurs isolées, feuilles flétries qu'il glissait dans son calepin, voire dans son porte-monnaie et qu'il fallait bien que Chatin, bon gré, mal gré, lui étiquetât ! La reconstitution de ces épaves, *disjecta membra*, était parfois laborieuse, et provoquait, entre les deux amis, d'homériques discussions !

Ainsi M. Desportes achevait, entre deux rives fleuries, le cours de sa longue existence, fidèle à ses anciennes amours, vif et gai, relisant ses classiques, et crachant du grec et du latin à la face d'une génération béotienne, qui n'entendait plus les chefs-d'œuvre immortels.

Dernier sectateur d'Hippocrate, élève de Pinel et de Bichat, ami de Serres, de Bayle et de Béclard, que pouvait-il faire à l'aube nouvelle des sciences biologiques et des découvertes pastoriennes ? La science allait trop vite, et ses vieilles jambes ne la pouvaient plus suivre. Il avait 92 ans. Et ce sage, qui avait vu crouler onze régimes, sans compter les régimes thérapeutiques, apparaissait parmi ses collègues comme le divin Nestor au milieu des Grecs. Derniers témoins des âges révolus, le vénérable Jules Cloquet et l'antique M. Caventou représentaient seuls avec lui sur les bancs de la rue des Saints-Pères, cette génération académique qui avait reçu l'investiture des mains du Roi très chrétien. Mais il n'est guère de mortel qui n'ait l'ambition de se survivre dans la mémoire des hommes ; et M. Desportes fut de ceux-là ! C'est pourquoi, par acte notarié en date du 3 décembre 1874, il fit don à l'Ecole supérieure de Pharmacie de Paris d'un titre de rente de 700 francs pour la fondation d'un prix annuel en faveur de l'élève « qui se serait le plus distingué dans les travaux pratiques de micrographie, dans les études de botanique générale, anatomie, organographie et physiologie, et dans la connaissance des plantes ». Sur avis conforme du Ministre de l'Instruction publique, cette fondation fut approuvée par décret présidentiel du 22 janvier 1875 (1).

M. Desportes se faisait une joie de remettre lui-même, au premier bénéficiaire de ses largesses, la récompense de son labeur ; et la solennité était fixée au 15 novembre 1875. Mais il manqua au rendez-vous, et s'endormit pour toujours, avant l'heure escomptée, le 8 août 1875, à l'âge de 93 ans. Le Bureau de l'Académie et quelques-uns de ses collègues le conduisirent au cimetière, et M. Chatin prononça sur sa tombe les paroles d'adieu.

Desportes n'avait point oublié, en rédigeant ses volontés dernières, que Flore compte aussi des disciples fervents dans les rangs du corps médical. Et son testament olographe du 1er octobre 1874, déposé

(1) Cf. *Centenaire de l'Ecole supérieure de Pharmacie de l'Université de Paris*, 1803-1903. Volume commémoratif. Paris. Joanin, 1904, XXIII-403 p. gr. in-4°, p. 185-186.

chez Me Tollu, notaire à Paris, mettait à la disposition de l'Académie de Médecine un capital de 30.000 francs, dont le revenu devait annuellement récompenser le meilleur travail concernant « la thérapeutique médicale pratique. » Le partage en était d'ailleurs permis, et quelques accessits rétribués devaient encourager « les auteurs de quelque [louable] mémoire d'histoire naturelle pratique et thérapeutique. » Ces conditions furent communiquées le 21 septembre 1875 à l'Académie, qui les accepta, sous réserve de l'approbation officielle (1). Sur le rapport de M. Waddington, ministre de l'Instruction publique, un décret présidentiel du 8 août 1876 envoya la Compagnie en possession de ce legs. Et les bénéficiaires du Prix Desportes sont solennellement proclamés, depuis lors, à la distribution des prix annuels de l'Académie.

Le temps, l'éloignement et la mort avaient creusé, autour de Desportes, de larges vides : de ses amis manceaux, — dès 1825, A. P. Ledru ; en 1835, le curé Huard ; en 1857, le Dr A. F. Mordret — de ses parents les plus proches — ses cousins Frédéric et Narcisse Desportes ; ce dernier mort en 1856, puis, son frère aîné, Amédée Henri, — étaient, depuis longtemps, couchés dans la tombe. Veuf (2) et sans enfants (3), Desportes résolut d'affirmer son attachement au foyer natal. Une de ses dernières dispositions affectait à la fabrique de la paroisse de la Couture du Mans... où [il avait] fait [sa] première com-

(1) Cf. Les termes de la donation, B. A. M., 2e S., t. IV, 21 septembre 1875, p. 1122.

(2) D'Adélaïde Jeanne Mouchel, elle-même veuve en premières noces de N... Paulmier.

(3) Desportes, mort sans enfants, n'avait plus pour héritiers que A. en ligne paternelle : 1° Charlotte-Maximilienne-Delphine Desportes de Linières, veuve d'Auguste Alexandre de Clinchamp, demeurant au Mans ; 2° Juliette Desportes de Linières, veuve de Charles Gaspard Gaudin de Saint-Rémy, demeurant à Ecommoy ; 3° Hippolyte-Louis Desportes de la Fosse, demeurant à Fontainebleau (S.-et-M.). B. en ligne maternelle, Charles Alexandre Ernest Mouton-Dugasseau, artiste peintre, conservateur du Musée du Mans, né à Fresnay le 8 avril 1812, de Jacques-Louis-Casimir Mouton, notaire, et d'Eugénie Galpin Grandchamp.

munion et en mémoire de son infortuné et honnête curé (1) à une époque reculée dans le passé, la somme productive de 50 francs de rente perpétuelle. » Le Conseil de fabrique accepta cette libéralité dans sa séance du 24 janvier 1876.

Un autre legs de 100 fr. de rente 3 %, net de toutes charges, fut affecté aux Hospices du Mans, et a accepté par la Commission administrative le 3 janvier 1876 (2). Enfin le portrait du défunt, et celui de Madame Desportes, dus au pinceau de Berthon, élève de David, vinrent enrichir les collections du Musée du Mans (3). En reconnaissance de ces largesses, une décision du conseil municipal de cette ville en date du 18 décembre 1885, donna le nom de Desportes à l'ancienne rue Traversière-Champgarreau (4).

---

(1) Probablement Pierre-René Huard, né à Ballon le 21 septembre 1759, vicaire, puis curé (1786) de N.-D. de la Couture, destitué en 1791, déporté en 1793, comme insermenté, à Jersey, d'où il alla rejoindre, en Westphalie, son ancien évêque, Mgr de Jouffroy-Gonssans. Rentré au Mans après la Révolution, il fut réinstallé dans sa cure de la Couture le 6 mars 1803, et y mourut le 20 janvier 1835, laissant une grande réputation de charité et de sainteté.

(2) Arch. des hospices du Mans, Reg. plumitif des délibérations, 1873-89, 3 janvier 1876, f° 28, et Carton 4, dons et legs, 1872-86, dossier Desportes. — Ces legs furent autorisés, en même temps que celui constitué au profit de l'Académie de Médecine, par décret présidentiel du 8 août 1876.

(3) *Catalogue du Musée de peinture et d'histoire naturelle du Mans, précédé d'une notice historique*, Le Mans, Association ouvrière, 1892, 93 p. in-18. — Portraits (toile) conservés sous les n°s 378 et 379. — (« Attribués tous les deux par quelques amateurs au baron Gérard, » dit le rédacteur anonyme du catalogue, p. 70). — Le musée possède aussi un buste d'enfant, terre cuite, signé *Lecomte 1775*, et représentant « *L. P. Paulmier âgé de 23 mois.* » (N° 469). Est-ce le premier époux de Madame Desportes?

(4) La Commission avait proposé le nom de Parmentier, le médecin l'emporta sur le pharmacien. (Arch. de l'Hôtel de Ville du Mans, Délib. munic. Reg. 43, 1884-86, f° 356, 18 décembre 1885).

Ouvrages du Dr E.-H. DESPORTES.

De la noix vomique, description de l'arbre et de la plante qui la produisent; essai d'analyse chimique de cette semence; son action sur les animaux; ses effets comme poison et médicament chez l'Homme, thèse de la Faculté de médecine de Paris (1808, n° 54). Paris, Didot jeune, 1808, 37 p. in-4.

Traité de l'angine de poitrine, ou nouvelles recherches sur une maladie de la poitrine que l'on a presque toujours confondue avec l'asthme, les maladies du cœur, etc. Paris, Méquignon aîné, 1811, VIII-229 p. in-8.

Conspectus des pharmacopées de Dublin, d'Edimbourg, de Londres et de Paris, suivi d'un appendice extrait des Pharmacopées de Berlin, de Copenhague, de Pétersbourg, de Philadelphie, de Stockholm et de Vienne contenant un précis des propriétés et des doses des médicaments simples et composés, et des remarques pratiques sur leur emploi, [avec F. S. Constancio]. Paris, Aillaud, 1820, 490 p. in-18.

Considérations sur la convenance et l'utilité de confier à tour de rôle le service médical dans les hôpitaux et les hospices à tous les docteurs en médecine et en chirurgie qui ont leur domicile dans le ressort des villes qui possèdent de pareils établissements, Paris, Béchet jeune, 1829, 44 p. in-8.

Exposition succincte de faits divers et d'idées critiques concernant la propagation du choléra de l'Inde, Paris, J. B. Baillière, avril 1851, 31 p. in-8.

Dans le ***Dictionnaire des Sciences naturelles***, par plusieurs professeurs (Strasbourg et Paris, F. G. Levrault et Le Normant, 1816-30, 60 vol. in-8 (texte) et 10 vol. (planches).

Art. *Pigeon domestique*, t. XL, 1826, p. 377-452.

Dans le ***Bulletin de l'Académie de médecine :***

Rapport sur un travail du Dr Pallas : Des maladies des pays chauds. — *Considérations sur les marais*, par le rapporteur, *Bull. Acad méd.* (T. V. 14 juillet 1840, p. 368-384).

Sur un Mémoire sur une épidémie d'angine scarlatineuse observée dans le canton du Lion d'Angers (M.-et-L.), pendant l'année 1841, par M. Guérelin, T. VII, 22 mars 1842, p. 567-585.

Sur un travail de l'aide-major Labarthe sur le traitement de la colite aiguë et de la dysenterie par la saignée générale. T. VIII, 14 mars 1843, p. 742-763, (avec Londe).

Sur deux travaux du Dr Testel, de Coulommiers : De l'embarras gastrique, de la fièvre bilieuse inflammatoire... — De la mort spontanée des volailles pendant les grandes chaleurs (avec Huzard) (30 mai 1843, p. 950-960). — *Ipécacuanha employé à hautes doses*, rapp. sur un mémoire de Délioux, par Guibourt, Patissier, Desportes rapporteur, T. XVI, 23 septembre 1851, p. 1231-1241. — *Considérations sur les bases à donner à une distinction précise, positive, affirmative, entre la révulsion et la dérivation*, T. XXI, 15 avril 1856, p. 611-645.

Note sur des recherches scientifiques à entreprendre relativement à la maladie puerpérale, T. XXIII, 20 avril 1858, p. 632-635. — *Recherches microscopiques et expérimentales touchant le mode d'intervention des globules sanguins dans la nutrition de la substance organisée qui est située entre les mailles du réseau des vaisseaux capillaires*, T. XXIV, 8 février 1859, p. 473-495, et Paris, impr. Martinet (1859), (24 p. in-8). — *Rapport sur un cas particulier d'angine de poitrine, par le Dr Vincent Ingo*, T. XXVII, 30 septembre 1862, p. 1246-1289, et Paris, Impr. Martinet (1862), 44 p. in-8.

Desportes a également pris part aux discussions suivantes (nous ne citons que ses discours et interventions de quelque importance).

Discussion sur l'influence du climat d'Alger sur la phtisie. (Bull. Acad. méd., T. I, 11 octobre 1836, p. 49). — Sur la statistique médicale (30 mai 1837, p. 788). — Sur les succédanés du quinquina dans le traitement des fièvres pernicieuses. T. II, 7 avril 1838, p. 616. Sur la hiérarchie sensorielle, 15 mai 1838, p. 731. — Rapport au nom de la section de thérapeutique sur les candidatures à une place vacante dans cette section. T. III, 6 novembre 1838, p. 184. — Sur les signes de la pendaison (27 novembre 1838, p. 266.) — Sur l'inoculation du *cow-pox* à une vache (18 décembre 1838, p. 337.) — Sur les acephalocystes intra-crâniens du mouton, et la localisation des facultés cérébrales (8-15 janvier 1839, p. 402.) — Sur le traitement de la dysenterie (13 avril 1839, p. 736.) — Sur l'empoisonnement par l'acide arsénieux, T. VI, 20 octobre 1840, p. 148). — Sur l'infl. du sous-sol sur la production des fièvres intermittentes et l'assainissement des marais (24 novembre 1840, p. 261.) — Sur le traitement moral de la folie (1er juin 1841, p. 714.) — Sur l'immunité des chevaux de race bretonne à l'égard de la morve-T. VII, 1er mars 1842, p. 532. — Sur la nécessité d'analyser comparativement le sang des veines et le sang des selles dans la dysentérie, T. VIII, 3 janvier 1843, p. 594. — Sur la nécessité d'analyser l'air contenu dans les poumons des emphysémateux, et ses expériences à ce sujet (21 février 1843, p. 715.) — Sur le traitement des cicatrices végétantes (6 juin 1843, p. 992.) — Sur la réforme des lois sanitaires et les quarantaines, T. IX, 14 novembre 1843, p. 210 et (5 décembre, p. 266.) — A propos des corps fibreux mammaires, 13 février 1844, p. 432 (19 mars, p. 611-618). — Sur les eaux d'Évaux (2 avril 1844, p. 699.) — Sur la contagion et l'incubation de la peste(14 mai 1844, p, 855-857. — Effets des lésions traumatiques de la moelle épinière sur l'appareil urinaire (27 août 1844, p. 1133-1135 et 1138. — Sur l'analyse chimique des tubercules pulmonaires et du parenchyme pulmonaire (10 septembre 1844, p. 1168-1171. — Sur le tabagisme professionnel, T. X, 22 avril 1845, p. 613-615 — Sur la contagion de la fièvre typhoïde (22 juillet 1845, p. 952-957). — Sur la toxicité de la liqueur de Fowler (19 août 1845, p. 1007). — Discours et discussion du rapport sur la peste et les quarantaines, T. XI, 23 juin 1846, p. 1065-1091, 4 août, p. 1390-1399, 22 septembre, p. 1464, T. XII, 29 septembre 1846, p. 28-36. — Sur la lithotritie, T. XIII, 20 novembre 1847, p. 376. — Sur l'enquête sur le meilleur traitement de la fièvre typhoïde (9 mai 1848, p. 1010). — Sur la conicine, T. XVI, 1er juillet 1851, p. 947. — Sur le traitement du choléra, T. XIX, 5 septembre 1854, p. 1066. — Demande d'examen anthropologique de deux aztèques, T. XX, 10 juillet 1855, p, 1105. — Sur le séton, T. XXI, 16 octobre 1855, p. 91-92.) — Sur la statistique des décès, T. XXIII, 27 octobre et 3 novembre 1857, p. 52 et 66-67.

Dans la ***Revue médicale française et étrangère :***

Remarques sur le traitement des fièvres adynamiques et putrides, 2e année, T. IV, mars 1821, p. 280-288. — *Observation d'un état inflammatoire de l'estomac et de l'intestin avec paralysie incomplète des membres inférieurs, et réflexions à ce sujet*, 3e année, T. VIII, (1822), p. 395-405. — *Considérations sur une phlegmasie des viscères de la région épigastrique, déterminée probablement par l'emploi du sulfate de quinine à doses trop répétées*, 4e année, T. XII, décembre 1823, p. 364-371. — *Mémoire sur l'état et le traitement des aliénés dans les hospices civils de Paris depuis le 1er janvier 1801, jusqu'au 1er janvier 1822*, T. XII, novembre et décembre 1823, p. 308-321 et 371-277. — *Note sur l'inflammation de la moelle épinière considérée comme cause de diverses affections de la poitrine et de l'abdomen*, 1825, T. I, p. 253-257. — Anal. des considérations générales sur l'analyse organique et sur ses applications, par E. Chevreul, *ibid.* p. 416-429. — *Recherches expérimentales sur lempoisonnement lent par l'acétate de morphine*, 1824, T. IV, p. 70-82, et t. à p. (Paris), Impr. Guellier, s. d. (1824), 13 p. in-8. — *Notice historique sur M. Béclard*, 1825, T. II, p. 491-504, et t. à p., (Paris), Impr. Guellier, s. d. (1825), 14 p. in-8. — *Note sur la varioloïde*, 1826, T. I, p. 106-111, — *Considérations pathologiques et médico légales sur l'excitation vénérienne, symptôme avant-coureur de diverses maladies et notamment de l'angine avec exudation de matière pultacée*, 1828 T. III, p. 184-199.

Dans le **Bulletin général de thérapeutique médicale et chirurgicale :**

Considérations thérapeutiques sur l'emploi du nitre à hautes doses dans un certain nombre de maladies, T. XXVI, 1844, p. 9-15, et 98-103 et Batignolles, Impr. Hennuyer et Turpin, (1844), 12 p. in-8. — *Une expérimentation sur les tissus du rein et leur action excrétoire*, T. XXVII, 1844, p. 304 308.

Dans le **Journal universel et hebdomadaire de médecine et de chirurgie pratiques :**

Remarques sur divers ouvrages qui ont pour sujet le choléra épidémique d'Asie, d'Europe et d'Afrique, et fragments d'un essai sur la même maladie, 2e année 1832, T. VI, p. 144-149. — Anonyme) Analyse critique de *The book of analysis...* par Tweedy J. Todd, 2e année (1832), T. VII, p. 143-148. — Lettre adressée à l'Académie de médecine, protestant contre l'ordonnance du préfet de police prescrivant la déclaration des cas de choléra, *ibid.*, p. 410-412. — *De la variole et de la vaccine, et considérations sur l'utilité d'une nouvelle vaccination pour beaucoup d'individus qui ont eu la vaccine*, T. VIII, 1832, p. 215-234.

AU TEMPS DE L'ACADÉMIE DE CHIRURGIE

Pierre BRASDOR (*)

I

Sur le bord de la Sarthe, à deux lieues de Sablé, le bourg d'Avoise (1) aligne, à flanc de coteau, ses toits gris. Refoulée par de grasses prairies, derrière le mouvant et frais rideau des peupliers, la rivière s'en écarte un moment, et laisse le ruisseau des Deux-Fonts refléter le clocher de l'église et baigner le seuil des maisons.

C'est là que naquit, le 17 décembre 1721, l'un des futurs maîtres de la chirurgie française : Pierre Bras-

(*) Voy. sur Brasdor : ROUSSILLE-CHAMSERU, *Notice sur la vie et les écrits de P. Brasdor, membre de la Société...*, luc à la Séance publique de la Société de médecine de Paris, le 22 prairial an VI, in recueil périodique de la Société de médecine de Paris, réd. par Sédillot, t. VIII, an VIII, p. 449-461. — J. C. LEBRUN, *Essai de topographie médicale de la ville du Mans*, Le Mans, Fleuriot, 1812, in-f°, p. 186. — PESCHE, *Biographie et Bibliographie du Maine*, Le Mans et Paris, 1828, in-8°, art. *Brédor*, p. 125. — DESPORTES, *Bibliographie du Maine*, Le Mans, Pesche, 1844, in-8°, art. *Brédor*, p. 238. — P. LAROUSSE, *Grand Dictionnaire universel du XIXe siècle*, t. II, Paris, 1867, in-f°, art. *Brasdor*, p. 1207. — BEAUGRAND, art. *Brasdor*, Dict. encycl. des Sc. médicales de Dechambre, t. X, Paris, Asselin, Masson, 1869, in-8°, p. 544. — B. HAURÉAU, *Hist. littéraire du Maine*, nouvelle édition, t. II, Paris, Dumoulin, 1871, in-12°, p. 259-260. — L. HAHN, art. *Brasdor*, La Grande Encyclopédie, Paris, Lamirault, s. d., in-f°, t. VII, p. 1022. — HIRSCH et WERNICH, art. *Brasdor*, in *Biographisches Lexikon der hervorragenden Aerzte*, t. I, Vienne, Leipzig, Urban et Schwarzenberg, 1884, in-8°, p. 560.

(1) Avoise, bourg de l'archidiaconé de Sablé, doyenné de Brûlon, élection de La Flèche, auj. cant. de Sablé, arr. de La Flèche.

dor (1). Ses parents, déjà pourvus de deux enfants, étaient gens de petit état (2). En vain, « honorable homme Pierre Brasdor », marchand fermier, et « honneste femme Juliene Davy, son épouse » se faisaient prodiguer, sur les actes baptistaires de leurs rejetons, des épithètes peu lucratives. Mais ils avaient l'estime de la paroisse et quelques relations : Me Joseph Brillatz, sieur de Beaucé, licencié ès loix, avait tenu sur les fonts leur aînée (3) ; et Pierre-Gabriel, le cadet (4), avait eu pour parrain « M. Maître Louis-Charles-Joseph Huger, conseiller du Roy, lieutenant particulier au siège présidial de La Flèche » ; pour marraine, demoiselle Gabrielle Négrier, veuve de M. Maître Benjamin Morin, en son vivant conseiller du Roi, élu en l'élection du Mans.

Grâce sans doute à ces appuis, on obtint pour le jeune Pierre le bénéfice d'une éducation gratuite au collège des Jésuites de La Flèche. Sans doute y mena-t-il la vie laborieuse et besoigneuse de ces pauvres diables d'externes qui, nichés dans quelque grenier, étaient admis à picorer gratuitement les miettes du festin scolastique (5). Tout pauvre que fût Brasdor, et bien humble auprès de ces jeunes gens de qualité, qui apportaient leur épée jusqu'au pied de la chaire des RR. PP. (6), une grande facilité, une mémoire brillante et très ornée, qui lui permet-

(1) « Bap.-Pierre Brasdor. Aujourd'huy dix neufième de décembre de l'année mil sept cent vingt un, Pierre né du dix-sept de ce mois, fils légitime de Pierre Brasdor, marchand fermier, et de Juliene Davy sa femme, a été baptizé par nous, prestre soussigné, a été parein Julien Davy maréchal et mareine Marguerite Joly femme du dit Julien Davy de la paroisse de Sauge, présence du père, qui ont signé excepté la mareine.

Julien Davy. P. Brasdor. P. Laurant, Marie Lorant. J. Lambert ».

(Reg. par. d'Avoise, 1721-40, année 1721, non folioté, Mairie d'Avoise).

(2) Un sieur Michel Brasdor était, en 1769, maître en chirurgie à Parigné-l'Evêque. En 1762, un autre Brasdor était perruquier au Mans, près la place des Halles.

(3) Julienne-Louise, baptisée à Avoise le 23 décembre 1716.

(4) Pierre-Gabriel, baptisé à Avoise le 31 octobre 1718.

(5) Cf. C. De Rochemonteix, *Un collège de Jésuites aux XVIIe et XVIIIe siècles. Le collège Henri IV de La Flèche*, Le Mans, Leguicheux, 1889, 4 vol. in-8°, t. II, p. 58 et suiv.

(6) *Ibid*, p. 27.

tait encore de débiter, bien longtemps après, des tirades entières de ses classiques, lui conquirent l'estime de ses maîtres. Elles lui permirent d'arriver plus tard, et sans trop de peine, à la maîtrise ès arts en l'Université de Paris, équivalent de notre baccalauréat, et que l'édit du 23 avril 1743 imposait désormais aux aspirants à la chirurgie parisienne. Brasdor fit son apprentissage dans la capitale, où il fut élève du fameux Foubert. Peut-être servit-il sous les ordres de ce dernier à l'hôpital de la Charité, dont Foubert fut chirurgien en chef de 1740 à 1745. Pour se procurer des ressources supplémentaires, il donnait en sus, à ses cadets, des leçons particulières d'anatomie et d'opérations. Il sut, apparemment, se pousser dans le monde, voire chez les grands, puisque dès 1752, avant même d'avoir conquis la maîtrise, il portait le titre de premier chirurgien de la duchesse d'Orléans, Louise-Henriette de Bourbon-Conti (1), fonctions qu'il conserva jusqu'à la mort de cette princesse (2).

Brasdor faisait donc déjà figure d'homme de Cour lorsqu'il se présenta, le 30 octobre 1752, devant les Ecoles de Chirurgie, pour y conquérir la maîtrise. Sa thèse, présidée par Morand, comportait quelques propositions, *positiones anatomicæ et chirurgicæ*, sur la rétention d'urine, ses causes et son traitement.

Il insistait, dans ce travail, sur un topique jusqu'alors assez négligé dans la pratique courante, à savoir les bougies médicamenteuses, et sur leur utilité contre les rétrécissements uréthraux d'origine

(1) Louise-Henriette de Bourbon-Conti, épouse (16 décembre 1743) de Louis-Philippe duc d'Orléans, mère de Louis-Philippe-Joseph (dit Philippe Egalité) et de Louise-Marie-Thérèse Bathilde, future duchesse de Bourbon Condé, mourut le 9 février 1759. Le duc se remaria morganatiquement, le 23 avril 1773, avec Charlotte-Jeanne Beraud de la Haye de Riou, veuve de Jean-Baptiste, marquis de Montesson.

(2) Atteinte d'une variole grave en 1754, la duchesse d'Orléans ne s'en rétablit pas ; et, après une « très longue maladie », succomba le 9 février 1759, à l'âge de 32 ans. (Cf. E.-J.-F. BARBIER, *Journal hist. et anecdotique du règne de Louis XV*, publ. par de la Villegille. (Bibl. de la Soc. de l'Histoire de France), t. IV, Paris, Renouard, 1856, in-8°, p. 304.)

gonorrhéique (1). Sans doute avaient-elles été déjà préconisées par Sharp et depuis par Goulard ; mais il fallut les succès retentissants de charlatans comme André, Georges Arnaud et Daran pour imposer leur emploi à l'attention du monde chirurgical.

Ainsi Brasdor entra-t-il dans le corps de Saint-Côme ; et ce titre, joint à celui de maître ès arts, lui valut de prendre dans la cité, aux termes de l'arrêt du 4 juillet 1750, le rang de notable bourgeois. Brasdor ouvrit boutique rue du Rempart, au coin de la rue Saint-Honoré (1753) et demeura là jusqu'en 1767, époque où il pendit enseigne rue Saint-Thomas-du-Louvre, près de la place du Palais-Royal (2).

Brasdor ne manqua point de tenir son rang dans les Ecoles. Le 14 août 1761, il présidait la soutenance de thèse de son futur beau-frère, de Balz, *De ani abcesssibus*. Le 28 août 1762, il présidait encore à la réception de Majault, chirurgien de l'hôpital militaire de Douai (3). La thèse du candidat portait sur les fistules anales, contre lesquelles Foubert avait recommandé, dès 1750, au sein de l'Académie de Chirurgie, le procédé de la ligature, technique reprise, modifiée et vulgarisée depuis par Desault. Et l'on pense que Brasdor, au cours de son argumentation, n'omit point de défendre en cette matière, les droits de priorité de son vieux maître, devenu... son beau-père.

Il épousait, en effet, au cours de cette année 1762,

(1) « Assiduus cereorum suppurantium usus », dit Brasdor, *Thèse de ischuriâ*, p 7.

Ces bougies agissent surtout mécaniquement. [Mais chaque empirique à secret s'évertuait à en attribuer le mérite à leur composition. (Cf. Roucayrol, *Considérations hist. sur la blennorragie*, Paris, Steinheil, 1907, 244 p. in-8°, p. 144-145, et 177-178.— P. Delaunay, *Le monde médical parisien au XVIII° siècle*, 2° éd., Paris, J. Rousset, 1906, in-8°, p. 252.)

(2) La rue du Rempart allait de la rue Saint-Honoré à la rue Richelieu. La rue Saint-Thomas-du-Louvre reliait la place du Palais-Royal à la rue des Orties, que les galeries du Louvre séparaient de la Seine et du port Saint-Nicolas.

(3) Majault, Antoine-Louis-Joseph, de Douai, licencié en médecine de la Faculté de cette ville, maître en chirurgie de Paris, du 28 août 1762, devint prévôt des écoles de Saint-Côme, chirurgien de Mme la comtesse d'Artois, chirurgien-inspecteur des hôpitaux militaires, membre du Comité de l'Académie de chirurgie.

l'une des trois filles de Foubert; et il n'était point rare que l'apprenti, instruit au foyer de son maître, devînt l'enfant de la maison. Ainsi se perpétuait la tradition familiale de l'ancienne vie corporative. Elle avait fait, jadis, de Foubert, le gendre de Malaval. Elle fit de Brasdor le gendre de Foubert, et le beau-frère de deux autres chirurgiens, de Balz et Rufel. Un incident tragi-comique troubla la cérémonie nuptiale : Brasdor, en veine de coquetterie, s'était fait faire une perruque « d'une recherche particulière », mais si collante et si serrée que, le soir venu, il « pensa mourir à table... on n'eut que le temps de le débarrasser d'une si dangereuse entrave; et ce ne dut pas être un spectacle bien réjouissant pour la jeune mariée, ajoute le conteur de l'anecdote, de voir le chef de son époux tout luisant de colle, tout sillonné d'empreintes et de bourlets » (1).

Cet imprévu, s'il nuisit au prestige initial de l'époux, n'entrava point la fortune du praticien : Brasdor continuait de fréquenter à la Cour d'Orléans, et le duc non content de lui confier les jours de son épouse l'invitait encore à soigner... sa meute!

En 1763, une maladie contagieuse décimant les hôtes des chenils princiers de Clichy, Louis-Philippe chargea Brasdor d'autopsier les victimes, et de lui rendre compte du résultat. Brasdor découvrit dans les fosses nasales de ces animaux des parasites vermiformes (2). On les fit voir aux naturalistes les plus sérieux, Jussieu, Guettard, Adanson, qui déclarèrent ne les point connaître. Brasdor fit bouillir l'eau des abreuvoirs, désinfecta les chenils avec des fumigations d'*asa fœtida*, de baies de genièvre et de vieilles « savattes », non sans recommander au surplus les vapeurs du soufre, du cinabre, du tabac, de la

(1) PERCY et LAURENT, *Dict. des Sc. médicales* de Panckoucke, t. XLI, 1820, art. *Perruque*, p. 9.

(2) Il s'agissait de cette maladie contagieuse, qu'on observe chez les jeunes chiens. — Quant à la présence des parasites constatés par Brasdor (la *Linguatula rhinaris*, Pilger, 1803) ou *Pentastoma tænioïdes* Rud., arachnide vermiforme, parasite des fosses nasales du chien et du loup) ce n'était qu'un épiphénomène.

bétoine, et du vinaigre brûlé ; et il composa un beau mémoire sur la question, à l'intention de l'Académie Royale des Sciences. Il en garda la manie de voir des vers un peu partout.

En 1775-76, une épizootie décimant l'espèce bovine dans les provinces méridionales du royaume (1), il y trouva quelque analogie avec ce qu'il avait jadis observé dans la basse-cour du duc d'Orléans, et invita les gens de l'art à rechercher sur les bœufs malades si les vers ne seraient point en cause. Sa note fit le tour de la presse : on en parla dans le journal de Linguet, du 15 février 1776 ; dans la *Gazette de France* du 23 février (2) ; le *Journal encyclopédique* et *le Mercure* du 1er mars ; et dans le *Journal de médecine* de Roux. Elle eut le don de faire hausser les épaules à un correspondant anonyme de la *Gazette de France* (3), et surtout à M. Grignon, chevalier de Saint-Michel et correspondant des Académies des Sciences et belles-lettres de Paris, lequel déclara, dans la *Gazette de santé* de Gardane, du 14 mars, que « le principe de la contagion... [était] comme celui de toutes les maladies pestilentielles,... un virus dont l'air est le véhicule », que l'hypothèse de M. Brasdor n'était « qu'une fable renouvelée cent et cent fois », et se fit fort d'abattre, en moins de deux pages, « cette chimère » qui « n'auroit pas dû repousser une tête monstrueuse dans ce siècle éclairé. (4) » Brasdor, dans le *Journal de médecine* se déclara fâché « qu'un homme de mérite eût employé un style si peu digne de ceux qui cultivent les Sciences et les Arts » et protesta de la droiture de ses intentions. Il n'en est pas moins vrai que sa défense est un peu confuse et embarrassée. Et sans s'attarder davantage aux maladies du bétail, il en

(1) Turgot demanda à l'Académie des Sciences de déléguer un de ses membres au secours des régions éprouvées par le fléau. Vicq d'Azyr fut désigné et remplit sa mission avec éclat.

(2) Cf. *Gazette de France*, n° 16, 23 fév. 1776, p. 78, col. 1 et 2.

(3) *Ibid.*; n° 21, 11 mars 1776, p. 99, col. 2.

(4) *Gazette de santé* contenant les nouvelles découvertes..., n° 11, 14 mars 1776, p. 43-44.

revînt aux bipèdes, qu'il pouvait observer de plus près, et chez lesquels il était en réputation.

En 1764, la Comtesse de Cheverny étant tombée malade à Saint-Leu, son médecin du Chesnay, en ignorance de cause, décida de la faire saigner : on envoya chercher le *frater* du village, qui s'escrima sur son bras, sans succès. Le médecin fit mander Brasdor, qui lui-même eut grand peine à tirer du sang, et cependant y parvint.

Le lendemain, du Chesnay reconnut enfin que la patiente avait une fièvre scarlatine, et tout le monde fut satisfait (1).

En 1766, Foubert étant mort (2), son gendre hérita encore une bonne part de sa clientèle, à laquelle il conservait tout le temps que lui laissaient ses occupations professorales. Les professeurs des Ecoles de Saint-Côme se recrutaient en effet, au sein du corps des maîtres en chirurgie.

Dès 1763, Brasdor montait dans la chaire des Ecoles pour enseigner l'anatomie en l'absence du professeur titulaire, Duplessis. En 1764, il succédait à Sabatier comme substitut du démonstrateur de matière chirurgicale, chargé, par conséquent d'apprendre aux élèves l'art de la saignée, la pose des ventouses, cautères, vésicatoires, la confection et l'application des topiques et autres médicaments externes. Il occupa ces fonctions, auxquelles il joignit, pendant l'année 1768, la charge de Prévôt des écoles, jusqu'en 1789, époque où laissant à Süe ce poste subalterne, il prit, comme titulaire, la succession de Hévin. Il conserva sa chaire jusqu'en 1793. Les cours avaient lieu le mercredi et le samedi, depuis le mois de mai jusqu'à la Saint-Martin ; ils comportaient une série de quarante leçons, qu'au prix d'incessantes retouches le maître

(1) Dufort de Cheverny. — *Memoires sur les règnes de Louis XV et Louis XVI et sur la Révolution*, publ. par R. de Crèvecœur, Paris, Plon. 1886, 2 vol. in-8°, t. I, p. 288.

(2) Foubert mourut à Paris le 16 août 1766 ; le texte de son billet de faire part a été publié par L. Picard, *Billets de décès de médecins du XVII° au XIX° siècle*, Paris, Société française d'imprimerie et de librairie s. d., 20 p. in-8°, p. 8.

tenait au courant des derniers perfectionnements.

Peut-être n'avait-il que de médiocres aptitudes pédagogiques : en juin 1784, 22 auditeurs seulement s'inscrivaient pour l'entendre, alors que 414 se précipitaient aux leçons d'anatomie de Sabatier, et 539 au cours d'opérations de Lassus ! (1) Notre homme s'en consolait en contemplant, sur les gradins dépeuplés de son amphithéâtre la figure amie de quelques compatriotes, comme Gouracy de Mayenne, Jallu de Mamers, Augustin Boucher, de La Flèche.

Et telle était la cordialité familière de ce temps, que l'éloignement ne rompait point les liens qui unissaient les maîtres et les disciples. Brasdor demeurait, pour plus d'un, le protecteur et l'ami ; il communiquait à l'Académie de chirururgie les observations intéressantes de ses élèves de province ; il leur donnait ses conseils, et formulait paternellement ses critiques ; il leur faisait décerner — ainsi qu'il advint à Boucher — le titre envié de correspondant de l'Académie de chirurgie ; et s'entremettait, à l'occasion, pour les recommander ou leur rendre quelque service (2). La lettre qu'on va lire — elle est adressée à Boucher — montrera quel ton de bonhomie, de politesse à la fois affectueuse et raffinée réglait les relations de cette ancienne société.

Vous parlez toujours de bontés, Mon cher disciple, le temps est passé où ce ton vous convenoit, s'il a sçu vous convenir en quelque époque. La distance que l'age pouvoit mettre entre nous est maintenant rapprochée quant au style de notre correspondance. Je désire de trouver en vous un amy véritable et je ne veux pas d'autre chose. Je vous rends avec profusion tous les souhaits que vous me faites, mais je ne puis estre de pair avec vous en générosité, vous m'en accabler et le plaisir de sçavoir que vous vous souvenez de moy me suffiroit bien.

(1) A. Corlieu. — *L'ènseignement au Collège de Chirurgie depuis son origine jusqu'à la Révolution française*, Paris, J. B.-Baillière, 1890, 64 p., in-8°. — *Inscription des élèves qui suivent le cours de thérapeutique sous M. Brasdor, commencé le* 23 *juin* 1784, Bibl. de la Fac. de méd, de Paris, Mnss. n° 63, t. XIV, n° 737 du catalogue de Boinet).

(1) Voir, dans les papiers de l'ancienne Académie de chirurgie, un mot de recommandation rédigé par Brasdor en faveur de Boucher, du 18 avril 1786. (Mnss. de la Bibl. de l'Académie de Médecine, n° 41.

Ma femme me charge de vous dire mille choses de sa part ; permettez que j'embrasse la vostre. Travaillez toujours de toutes vos forces; aimez-moy bien et croyez à l'amitié sincère

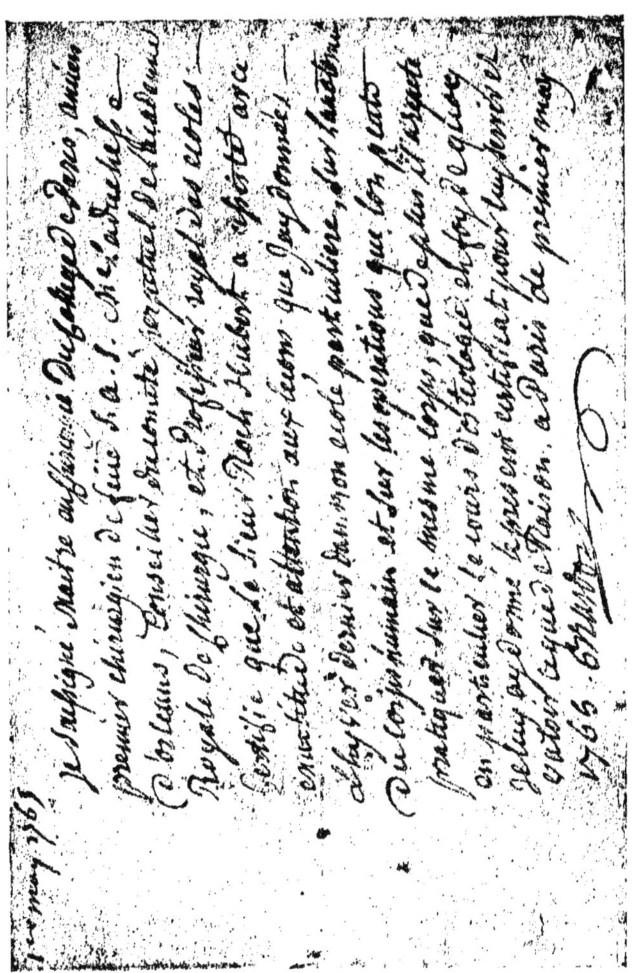

avec laquelle je suis, mon cher Disciple, vostre très humble et très obéissant serviteur. BRASDOR.

Le 7 janvier 1774.

A côté des Ecoles de chirurgie, institution didactique, le premier chirurgien Mareschal avait fondé avec l'approbation du Roi, le 18 décembre 1731 ce centre de recherches et de perfectionnement techniques qui fut l'Académie de Chirurgie. Le règlement initial y agrégeait tous les maîtres en chirurgie de la capitale en qualité d'associés libres. De nouveaux statuts promulgués par S. M. le 18 mars 1751 honorèrent 40 d'entre eux du titre de Conseiller du Comité perpétuel, et 20 autres du titre d'adjoint au Comité Académicien libre Brasdor fut, après trois présentations infructueuses (31 août, 14 et 28 septembre 1758) proposé en première ligne, le 7 février 1760, par 29 voix, pour une place d'adjoint au Comité. Le 14 février, La Martinière, annonçait à l'Académie que le Roi avait ratifié son choix et promu notre Manceau à la place laissée vacante par M. de la Porte (1). Le 17 avril suivant, une des petites médailles décernées par la Compagnie le récompensait des observations intéressantes par lui rapportées au cours de l'année (2). Enfin, après un premier échec (14 février 1760), et toujours sur la présentation de ses collègues, Brasdor fut désigné par le Roi, le 28 septembre 1761, pour l'une des places vacantes de conseiller (3). Vice-directeur de la Compagnie en 1786, il fut, en décembre de la même année, agréé par S. M. pour la place de directeur qu'il occupa pendant l'année 1787 (4). Et ce fut la dernière fois que le suffrage de ses pairs l'honora des dignités suprêmes. Le 4 décembre 1788 quand il fallut désigner les trois officiers de l'Académie; le 31 décembre 1789,

(1) Reg. des pr. v. de l'Acad. de chirurgie. 1756-60, f°s 225, 226, 229, 340. — Bibl. de l'Acad. de Médecine, Mnss., n° 21.

(2) *Ibid.*, f° 353.

(3) « Sur le compte, M., que j'ai rendu au Roy des différentes élections auxquelles il a été procédé en dernier lieu par l'Académie Royale de chirurgie pour remplir les places qui vaquoient dans le Comité, Sa Majesté a nommé les Srs Duclos, Brasdor, Goursaud, Dubertrand, Sue l'aisné, Pipelet, Try, Dupouy et Recolin pour conseillers a la place des Srs Souchay, Andouillé, Barbaud, Chauvin, Bagieu, Le Dran, Jard, Gervais et Sorbier. Je vous suis, Monsieur, etc ». (Le Secrétaire d'État de la Maison du Roi a M. de La Martinière, de Versailles, 28 sept. 1761. — Dépêches du ministre, Reg. in-f° dépêche 1011, p. 417. — Arch. Nat. O 1/403.)

(4) Pr.-v. de l'Académie de chirurgie, Reg. 26, 1786-93, f° 25, 21 décembre 1786. (Bibl. de l'Académie de médecine Muss., n° 26).

quand on dut nommer un vice-directeur à la place de feu Hévin, Brasdor ne fut classé qu'en fin de liste, et se vit éliminer. Il n'en remplissait pas moins, à quelque rang qu'il fût, sa tâche académique, et nous le voyons à maintes reprises chargé de rapports sur les ouvrages présentés à la Compagnie et qui sollicitaient son patronage ou quelque récompense (1). Au reste, les conclusions du critique n'obtenaient pas toujours l'assentiment général : il y avait, à l'Académie, un parti d'opposition, et qui ne demandait qu'à s'exercer sur MM. les Conseillers, à qui l'on passait malaisément leur suprématie (2).

Ce fut surtout au sujet des publications que les dirigeants éprouvèrent combien il est difficile de satisfaire les hommes, fussent-ils académiciens. L'Académie recevait beaucoup de mémoires, et qui demandaient à voir le jour. N'en rien publier, c'était mettre la lumière sous le boisseau. Publier tout, c'était encombrer les presses d'un fatras inégal. N'éditer que certains travaux, c'était décevoir le nombre immense de ceux qui aspirent à l'honneur d'être imprimés. Et c'est précisément ce qui arriva.

Après avoir à grand peine, évincé le secrétaire perpétuel Morand, homme de plus de titres que de mérites, et qui voulait, à tout prix, insérer, dans les travaux de l'Académie, sa prose, qui était médiocre, on donna sa place à Louis. Louis était un homme de valeur, et qui avait avec son franc-parler, le sens nécessaire de l'autorité. Il le montra dans les éloges funèbres que sa fonction l'obligeait à composer; et dans ses exigences à l'égard de la discipline acadé-

(1) Pr.-v. 15 juillet 1756, f° 58. — 25 octobre 1759, f° 299. — 7 février 1760, f° 338.

(2) Le 8 octobre 1789, Brasdor se voit contraint de lire « un article de la table de M. Pringle sur les antiseptiques pour se justifier d'avoir annoncé dans la séance précédente que les alkalis volatiles étaient antiputrides. » — A-t-il raison ? », ajoute le rédacteur anonyme du procès-verbal. (Pr.-v., t. IX, f° 142.)

En février 1787, Brasdor et Beaupréau ayant contesté, dans un rapport, les avantages d'un instrument présenté par Dubois-Foucou pour l'extraction des dents, Ant. Dubois vint lire, à la séance suivante, sous le titre de Récusation, une protestation contre le sentiment des rapporteurs. (*Ibid.* f°s 36 v° et 37 v°).

mique, et le choix des mémoires à publier. Aussi se vit-il bientôt assailli d'attaques personnelles et abreuvé de dégoûts. Et lorsqu'à bout de forces, excédé de labeur, il eut mis au jour le quatrième volume des mémoires de la Compagnie, il jugea bon de s'adjoindre, pour la publication du tome cinquième, un Comité dit de *librairie* dans lequel entrèrent Lafaye, Sabatier, Majault, Mertrud, Brasdor, et quelques autres (1771). Malgré l'adjonction de ces juges, par qui Louis pouvait se croire couvert, les polémiques ne reprirent que de plus belle contre le Secrétaire perpétuel, et ce n'est qu'en 1774 que le recueil nouveau fut donné au public (1).

Après la disparition de son protecteur La Martinière, Louis se vit plus que jamais en butte, aux attaques de ses ennemis. Cependant, sans se décourager, il avait préparé la matière d'un sixième et d'un septième volumes, et, de concert avec le successeur de La Martinière, Andouillé, il provoqua la constitution d'un nouveau comité de librairie, qui se réunit dans le courant de l'année 1785. Y figuraient Brasdor, Hévin, Sabatier, Lassus, Desault, Chopart, Baudelocque, Pelletan, et Peyrilhe, l'ennemi personnel de Louis. Peyrilhe cherchait surtout à empêcher ce dernier de publier ses productions personnelles dans le volume projeté ; et ses manœuvres firent tant que Louis abandonna les séances ; et que le comité lui-même cessa de se réunir à partir du mois de décembre 1786. Le tome cinquième des *Mémoires* devait être le dernier.

Ce qui ravivait les rancunes, et grossissait les rangs des opposants, c'est la façon dont le comité envisageait sa tâche. Ce n'était point celle d'éditeurs ou de simples critiques. Les membres de cet aréopage avaient à jouer un rôle actif de composition et de

(1) Voy. sur ces dissensions E.-F. Dubois (d'Amiens). Introd. aux *Eloges lus dans les séances publiques de l'Académie Royale de Chirurgie*... par A. Louis. Paris, J.-B. Baillière, 1859, LXXVI-456 p. in-8°. — J.-A. Laboulbène, *l'ancienne Académie de Chirurgie*, in Beurnier et Cambours, *Joseph-Alexandre Laboulbène,... 1825-1898*. Dijon, Impr. Darantière, 1901, in-8°, p. 330-333.

rédaction personnelles. On leur communiquait les observations adressées par les membres parisiens ou provinciaux sur certains sujets d'actualité ; à eux de les mettre en œuvre, et de fixer, en quelque sorte la doctrine sur le point considéré.

C'est à cette occasion que furent mis au jour les principaux travaux de Brasdor : le 27 août 1771, le Comité assemblé chez Lafaye, chargea notre homme de composer un mémoire sur les fractures de la clavicule et un autre sur les avantages de l'amputation dans les articles.

Sur le premier point, Brasdor était déjà documenté ; il avait lu à la séance publique de l'académie du 2 avril 1761, un mémoire sur ce sujet (1) : Il n'ignorait point la difficulté toute particulière, et que nous n'avons pu vaincre entièrement de nos jours, du moins par les méthodes non sanglantes, que l'on éprouve à réduire le déplacement et à maintenir la coaptation des deux fragments claviculaires dans les fractures obliques.

Ambroise Paré, déjà, par une sorte de bandage étoilé, ou en 8 de chiffre des épaules, avait tâché de reporter et maintenir le fragment externe en arrière ; mais, en serrant le bandage, on rentrait les épaules, ce qui ramenait fatalement le fragment en dedans. Heister avait préconisé, à même intention, une sorte de croix de fer en T, dont l'arbre, maintenu par une ceinture, s'appliquait contre le rachis, tandis que, fixés à l'extrémité de la tige horizontale, deux coulants embrassaient les épaules et les ramenaient en arrière. Brasdor, dès 1750, s'inspira du même principe, et fit faire deux cercles de cuir entourant le moignon scapulaire, et pourvus, vers le dos, de deux pièces de peau, que, par un jeu convenable d'œillets et de lacets, on rapprochait de façon à effacer les épaules. Par la suite, perfectionnant son idée, il fit construire par Pipelet le jeune une sorte de corset qui, engaînant les bras par deux manches, les deltoïdes par deux épaulettes, et les omoplates par deux autres pièces,

(1) Reg. Acad. de chir., n° 22, 1761-64, f° 45. (Muss. ac. Méd.)

le tout matelassé de peau de mouton, reportait en arrière, par la traction de courroies et de lacets, la ceinture scapulaire. Deux boucles, reliant les plaques scapulaires à une ceinture pourvue de sous-cuisses, ou au caleçon, empêchaient l'appareil de remonter (1). Ce corset était, à l'époque, dit Thillaye, celui qui offrait « le moins d'inconvénients. » Encore prêtait-il à la critique ; et Richerand, commentant Boyer, déclarait tous ces bandages, calqués sur le principe du 8 de chiffre, « entachés du même défaut : tous agissent plus ou moins obliquement sur l'épaule, tendent à opérer le déplacement par le rapprochement des omoplates, excorient douloureusement les bords de l'aisselle, et ne s'opposent point à la chute de l'extrémité supérieure, dont le poids entraîne et abaisse le fragment externe » (2). La vogue du corset de Brasdor fut brève et l'on ne tarda pas à revenir aux bandages simples, comme celui de Desault, auquel on a substitué de nos jours l'écharpe de Mayor modifiée par Gosselin, le bandage de Després, le bandage à bretelles de Hennequin, lorsqu'on ne veut point recourir au meilleur procédé de coaptation : la suture osseuse.

Un autre point fixa l'attention de Brasdor : ce fut l'amputation dans les articles (autrement dit la désarticulation) à laquelle il consacrait, dès 1758, une dissertation qu'il lut en séance publique en 1758 et 1759, avant de reprendre le sujet, en 1771, pour les Mémoires de l'Académie (3).

Quel est, dit Brasdor, à supposer que l'on en garde le choix, et que l'étoffe du lambeau soit suffisante, le meilleur procédé à employer pour sacrifier un mem-

(1) BRASDOR. — *Mém. acad. Chir.*, V. — On trouve une bonne description du corset de Brasdor dans Thillaye, *Traité de bandages et appareils*, Paris, an VI-1798, X-263 p. in-8°, p. 125-127. — Il est figuré dans le T. V des *Mémoires de l'Académie Royale de chirurgie*, 1e éd. (1774), plan) che XIV, h. t. avant la p. 585. (Dessin de Monnet, grav. de Th Martinet.

(2) ANTH. RICHERAND. — *Leçons du Cen. Boyer sur les maladies des os rédigées un Traité complet de ces maladies*, Paris, an XI-1803, 2 vol. in-8°, t. I., p. 135.

(3) Séance publique du 6 avril 1758 et séance ordinaire du 20 fév. 1759 Reg. Acad. de chir. n° 21, 1756-60, fos 204 et 274.

bre, de l'amputation sus ou sous-articulaire, ou de l'amputation dans l'article ? Faut-il voir autre chose que routine et incohérence dans la coutume qui fait que l'on ampute la jambe, la cuisse, l'avant-bras ou le bras, alors qu'on désarticule les phalanges ou l'articulation scapulo-humérale ? Est-il bien prouvé que ce qui est avantage dans ces dernières jointures devienne un inconvénient dans les autres ? Et que valent dans l'ostracisme qui frappe généralement l'amputation dans l'article, sauf en cas de nécessité due à la nature et au siège de la plaie, les objections tirées du danger des plaies articulaires ? de l'insuffisance des chairs à ce niveau pour constituer un lambeau, et de la difficulté d'appliquer, sur les moignons épiphysaires, des appareils prothétiques ?

Brasdor, pour y répondre, fit table rase de la tradition, et décida de remonter aux principes. Il les formula comme il suit : plus la quantité retranchée est considérable, plus, toutes choses égales, on a à craindre, et vice-versa. Plus la plaie de l'amputation a de surface, plus, toutes choses égales d'ailleurs, le danger que court le malade est grand. Enfin le danger est en raison de la nature des parties coupées, et des accidents post-opératoires : douleur, inflammation, suppuration.

Partant de ces prémisses, Brasdor crut pouvoir conclure en faveur de la désarticulation : sur le premier point, parce que les désordres qui suivent l'amputation sur l'économie animale étant attribuables « à la pléthore qui suit du retranchement d'un membre amputé », et dès lors proportionnels au volume retranché, une amputation dans l'article permettant de gagner quelques travers de doigts sur l'amputation sus-articulaire tend à diminuer ces accidents. Au deuxième chef, parce que l'amputation intra-articulaire offrant une moindre surface de section, les accidents proportionnels à la surface y sont moins graves. Au troisième chef, l'amputation dans l'article sectionne moins de parties sensibles ; les tissus aponévrotiques, une fois sectionnés et débridés ne sont point sujets à l'engorgement ; la cavité articulaire, largement ouverte, ne saurait retenir et laisser rancir les humeurs ; la diminution relative du tissu cellulaire à ce niveau ne peut que diminuer la suppuration consécutive. Enfin, quant aux accidents osseux ultérieurs, Brasdor prétend que le volume du lambeau de recouvrement n'y est pour rien ; que la carie osseuse survient tout autant après section osseuse qu'après dénudation des surfaces articulaires, et qu'elle peut manquer dans ce dernier cas, ainsi qu'il appert des désarticulations classiques des phalanges et du poignet ; qu'enfin l'hémostase est plus facile au niveau d'une jointure où les vaisseaux sont superficiels ou isolés dans leur gaîne cellulaire, qu'au milieu d'une masse musculaire.

Ainsi M. Brasdor procédait en quelque sorte par raison démonstrative. Sans doute crut-il bon d'appuyer ses conclusions de quelques observations favorables empruntées à Paré, Sabatier, La Martinière Andouillé, Hoin, Sédillier de Laval, etc. (1). Mais, il ne semble point avoir fait pour sa part, l'expérience du procédé autrement que par des exercices d'amphithéâtre. Son argumentation, non étayée par un ensemble imposant de résultats, demeure plus théorique que pratique. Et cette « pléthore qui suit, du retranchement d'un membre amputé », ces dissertations, sur l'engorgement des parties molles ou dures, sur « l'ébranlement du membre » par la scie ; ces propositions quasi-géométriques sur les volumes et les surfaces traumatiques procèdent trop de cet esprit intro-mécaniciste qui fit, dans les cervelles médicales de l'époque, des ravages si fâcheux. Tout cela est du raisonnement, non de la pratique et Brasdor, en restreignant son argumentation à la technique de l'exérèse, oublie trop les conséquences post-opératoires et fonctionnelles, qui, en pareille

(1) Sédillier Jacques, sieur de la Houdairie, ancien chirurgien des vaisseaux du Roi, puis maître en chirurgie à Laval, où il épousa Marie-Anne Lebreton. Mort à Laval en 1785. (A. Angot, *Dict. hist. de la Mayenne*, t. III, p. 702)

matière, priment tout. Abstraction faite de l'infection qui, avant la période antiseptique, demeurait indépendante du procédé de section, il faut convenir qu'un moignon fémoral terminal devient trop souvent conique, douloureux, ulcéré, partant inutilisable ; que la rétraction secondaire des parties molles et tendineuses, enlève un appoint précieux à la récupération motrice. Enfin le lambeau antérieur, presque uniquement cutané, ménagé par l'incision elliptique de Baudens, et qui reporte la cicatrice en arrière, à l'abri des pressions directes, est préférable au lambeau postérieur de Brasdor, difficile à couder, trop rétractile et exposé à la gangrène vers la tête du soléaire. Dès cette époque, les faits priment les théories. Il ne semble pas que les arguments de Brasdor aient fait prévaloir la désarticulation dans la pratique, encore qu'on soit revenu sur ce sujet dans une dissertation que sous la présidence de Süe, le candidat B. Naury soutint en 1775 aux écoles de chirurgie(1).

Si, « pendant longtemps, dit Farabeuf, la méthode à lambeau postérieur, ou son équivalent, l'incision elliptique ou ovalaire, à point infime postérieur [avec ou sans ablation de la rotule] [a] trouvé des partisans » : après Hoin et Brasdor, Blandin, et Syme (2), elle est, à l'heure actuelle, abandonnée et la désarticulation, même avec de meilleurs tracés, n'a plus guère de défenseurs.

Au mois de juillet 1786, le Comité de l'Académie discuta la question des « polypes des narines qui descendent derrière le voile du palais ». Les 20 juillet et 10 août, Brasdor donna lecture d'un mémoire sur le sujet, et présenta les instruments dont, dès 1783, et même avant il préconisait l'emploi (3). Nous avons vu

(1) Thèses anatomochirurgicæ. *An in articulatione femoris cum tibia amputatio aliquando sit celebranda ?* Thèse du 30 octobre 1775, présidence de Süe.

(2) L.-H. Farabeuf. — *Précis de Manuel opératoire*, Paris, Masson, 1885, petit in-8°, p. 597.

(3) Brasdor avait lu un premier mémoire sur la ligature des polypes de la gorge à la séance publique de l'Académie de chirurgie, le 1er mai 1783. P. V de l'Ac. de chir., reg. VIII, 1779-85, f° 161, v°).

plus haut quelles tristes rivalités empêchèrent Louis de publier le volume où ce travail devait trouver place. Cependant, le procédé de Brasdor ne fut pas perdu, et Sabatier le vulgarisa plus tard dans sa *Médecine opératoire* (1). Brasdor introduisait par les narines une sorte de sonde composée de deux cylindres emboîtés ; l'externe destiné à protéger la muqueuse nasale et l'interne portant à son extrémité une anse de fil d'argent, que l'opérateur guidait au besoin avec une deuxième anse de fil de chanvre passant par la bouche, pour enlacer la racine de la tumeur ; imprimant alors, au cylindre interne un mouvement de rotation, il tordait l'anse d'argent jusquà la limite de résistance du polype ; la sonde demeurait en place, assujettie au bonnet du malade, et l'on accentuait, par de nouvelles torsions, les jours suivants, la striction du pédicule. Finalement, le polype sphacélé, tombait.

Inutile de dire que ce procédé — repris depuis par Chopart et Desault — est depuis longtemps abandonné.

De tous les travaux de Brasdor, il est remarquable que celui qui a surtout contribué à sa réputation n'a jamais été publié. Je veux parler de cette méthode de cure des anévrysmes artériels qui porte encore aujourd'hui son nom.

Ambroise Paré et Guillemeau, avaient conseillé la ligature au-dessus du sac. Elle fut exécutée en 1710 par Anel ; et Brasdor lui-même, qui conseillait, en cas d'anévrysme poplité, de lier la fémorale à son origine, n'y répugnait point (2). « On lui faisait honneur [de cette pratique], dit Roussille-Chamseru, dans les amphithéâtres de Paris », mais les chirurgiens anglais s'en emparèrent, et cette technique

(1) Sabatier. *De la médecine opératoire, ou des opérations de chirurgie qui se pratiquent le plus fréquemment*, Paris, Didot jeune, 1796, 3 vol. in-8°, t. III, p. 98-100.

Cf. Monfalcon, art. *Polype* du dict. des Sc. médicales de Panckoucke, t. XLIV, Paris, 1820, in-8°, p. 221-223.

(2) Cf. Boyer. — *Traité des maladies chirurgicales et des opérations qui leur conviennent*, 2e éd., Paris, Migneret 1818, 2 vol. in-8°, t. II, p. 147.

garde aujourd'hui le nom de *Méthode de W. Hunter*. Mais Brasdor proposait aussi la ligature en aval du sac, de façon à provoquer l'oblitération de la poche par stagnation et coagulation du sang, et dériver le courant artériel par les voies collatérales. Cette idée neuve, dont Desault et Boyer, hommes bien informés, attribuent la paternité à notre chirurgien, a conservé le nom de *Méthode de Brasdor* (1). Ce dernier la préconisait, par excellence, dans ces cas d'ectasie de la carotide externe qui rendent malaisé l'abord duvaisseau en amont de la poche; ajoutons que l'inventeur ne semble point avoir mis en œuvre son procédé; c'est à Deschamps que revient l'honneur de l'avoir, le premier, exécuté sur le vivant (2) *à la Charité, le 14 vendémiaire an VII*, en présence de Brasdor le fils, appelé comme consultant.

Cette technique, de même que l'emploi de la compression au-dessous de l'ectasie, ne retint pas longtemps l'attention des contemporains. Elle était presque oubliée au début du XIXe siècle, — Lassus lui-même la passe sous silence — lorsqu'à la faveur de quelques tentatives plus heureuses, des chirurgiens anglais, Cooper, Wardrop (1825-26), Lambert (1827), Evans (1828), Fearn (1836) ou américains (Busk, de New-York, vers 1827) et plus tard Diday, de Lyon, balançant un échec fameux de Dupuytren (3), la voulurent remettre en faveur (4).

Le procédé de Brasdor était, sans doute, dans le traitement des anévrysmes, une intéressante innova-

(1) *Ibid.*, p. 157.

(2) DESCHAMPS. — *Obs. et réfl. sur un anévrysme de la partie supérieure de l'artère fémorale*. Rec. périodique de la Soc. de Médecine de Paris, t. V, an VII, p. 189-216. L'opération d'ailleurs échoua.

(3) Voy. Th. de Vilardebo, p. 82-89.

(4) Cf. P.M. DIEULAFOY, — *Essai sur l'application de la méthode de Brasdor, au traitement des anévrysmes*, Thèse inaug. de Paris, n° 146, Paris, Didot jeune, 1829, 36 p. in-4° — l'importante thèse de Vilardebo, *De l'opération de l'anévrysme selon la méthode de Brasdor*, th. de Paris, n° 158, Paris, Didot jeune, 1831, VI-103 p. in-4° — DÉTREZ, de la ligature des artères d'après la *méthode de Brasdor*, Th. inaug. de Paris, n° 183, Paris, Rignoux, 29 août 1846, 40 p. in-4° — BLANDIN, *Rapport sur un mémoire de M. Diday ayant pour titre : Des règles à suivre dans l'application de la méthode de Brasdor aux anévrysmes du tronc brachio-céphalique et de*

tion. Mais, pas plus que l'autre, il ne supprimait ces incidents redoutables, embolies, septicémie, suppuration du sac ou hémorrhagies secondaires qui, avant la période antiseptique, entraînaient une mortalité de plus de 50 0/0. Il n'est plus guère employé sauf pour les gros vaisseaux de la base du cou, inaccessibles en amont, et les partisans actuels de la ligature préfèrent la méthode de Hunter. D'ailleurs, la ligature des troncs importants demeure, une opération grave, de par les troubles gangréneux ou trophiques qu'elle peut entraîner dans le secteur vasculaire obturé, ou les accidents emboliques à distance. Au reste, il n'y a pas que des anévrysmes purement traumatiques ; et il n'est plus permis de les considérer avec Brasdor et les vieux auteurs, comme une lésion locale et une dilatation mécanique des artères. Ils peuvent dépendre d'une altération générale du système vasculaire, dont l'alcoolisme, le rhumatisme, et surtout la syphilis sont les facteurs les plus fréquents. Et si l'accord n'est pas encore fait sur le meilleur procédé à opposer à l'incident local (procédés mécaniques de compression digitale ou élastique directe, de compression à distance par la bande d'Esmarck ; procédés chirurgicaux par ligature sus ou sous-jacente, ou double, avec ou sans extirpation du sac, c'est que la diathèse initiale demeure un facteur permanent de complications (1).

La pratique de Brasdor n'était point exclusivement chirurgicale : comme tous ses confrères de l'époque, et dans un temps où la saignée était l'*ultima ratio* de

l'origine de ses branches, Bull. Acad. de Méd., t. VIII, 6 juin 1843, p. 963-968, et discussion, p. 968-991. — P. Broca (*Des anévrysmes et de leur traitement*, Paris, Labé, 1856, VII-931, p. in-8°) consacre (ch. XVIII, p. 612-652) une importante étude critique à la méthode de Brasdor et décrit : 1° le procédé de Brasdor, qui n'admet pas la présence de collatérales entre la ligature et le sac ; 2° le procédé de Wardrop, qui reporte la ligature au-dessous des collatérales situées en aval de l'anévrysme, soit pour favoriser le retour de la circulation compensatrice, soit pour obtenir une striction meilleure sur un point encore indemne du vaisseau.

(1) Cf. *Congrès français de chirurgie, 4° Session, Paris 1889* Pr. Vx., Mém. et discussions, Paris, Alcan, 1890, 756 p. in-8°. — Séance du 12 octobre, comm. de Kirmisson, Vaslin, Trélat, Guillet, D. Mollière, Reclus, Verneuil, Peyrot, Dudon, etc., p. 239-267.

la thérapeutique, il se mêlait peu ou prou de médecine. Tant à la cour qu'à la ville, il avait approché les docteurs les plus célèbres de son temps, Molin, Bordeu, Lorry, Bouvart, Petit, et ne laissait point de les juger. En théorie, son intromécanicisme se panachait de vagues appels à la doctrine de l'irritabilité, mise en vogue par Haller (1). En pratique, son audace ne dépassait point les limites de l'art chirurgical, et il en tenait pour la méthode expectante : « Comment, disait-il, asseoir une observation positive, une expérience avérée sur l'arbitraire de la médecine agissante ? Comment en substituant à la marche de la nature l'action intempestive des remèdes, et en donnant aux maladies une physionomie factice pouvoir saisir des indications relatives à une science exacte ? » C'est dire qu'au chevet du malade, Brasdor se ralliait à la thérapeutique prudente, hygiénique et naturiste que préconisait Tronchin. Lié avec l'illustre Genevois, Brasdor en propageait les préceptes, et principalement sur le fait de l'inoculation variolique dont il fut pendant vingt cinq ans un des plus ardents sectateurs.

II

Brasdor partageait les généreuses illusions de son époque ; il reportait sa sensibilité attentive jusque sur ces humbles et quadrupèdes commensaux « dont la conservation importe à la fortune d'un grand nombre » de personnes. Il rêvait du bonheur public, comme remède aux calamités générales il proposait, sans fausse modestie, le fruit de ses réflexions, parce que c'était « le rêve d'un citoyen » (2) et que les savants dignes de ce nom doivent se montrer « zélés pour le bien de l'humanité » (3). Il vécut assez pour éprouver qu'il ne suffit pas de promouvoir les hommes à la dignité de citoyens pour en faire des

(1) Brasdor attribue à « une irritation méchanique exercée sur des surfaces sensibles » par la présence de vers, l'explosion de désordres tels que « la perte de la vue, de la voix, la paralysie, la pleurésie, etc. » (*Journal de méd., chir., pharm.*, t. XLV, p. 258-259).

(2) *Journal de médecine*, t. XLV, p. 263.

(3) *Mém. sur la maladie... des chiens*, p. 216.

animaux raisonnables, et les appels aux armes, les émeutes révolutionnaires, alternant avec les agapes fraternelles et les embrassades philanthropiques, ne tardèrent pas à troubler la sérénité des débats académiques : « Le jeudi 15 juillet [1789], dit le procès-verbal, il n'y a point eu de séance à raison des troubles », et les entretiens scientifiques sont reportés au 23. Le 13 août, l'angoisse a fait place à l'allégresse civique : et le district des Cordeliers invite, à la distribution de ses drapeaux, l'Académie, qui délègue ses officiers à la cérémonie. Mais qu'est-il encore besoin d'officiers et de dignitaires ? Et quand la mode est à l'égalité, comment tolérer encore trois classes d'académiciens ? Le 20 août 1790, un décret de l'Assemblée nationale enjoint aux Académies et Sociétés littéraires de lui présenter, dans le délai d'un mois, « les projets de règlement qui doivent fixer leur constitution. » Saisissant l'occasion, les académiciens du troisième ordre, qu'on appelait le *parti des jeunes gens*, demandèrent la revision des statuts, autrement dit la tête des quarante conseillers. Avec Peyrilhe, Baudelocque, Antoine Dubois, Sedillot le jeune mena l'attaque. Les opposants, tout comme MM. du Tiers, se constituèrent en assemblée dissidente, sans souci des dignitaires et des privilégiés, nommèrent un bureau, et, dédaigneux des conciliantes objurgations du directeur Pipelet, élurent, à eux seuls, une commission de revision. Leurs adversaires en firent autant. L'Académie de chirurgie avait deux constitutions ! Et les deux partis en appelèrent à l'Assemblée nationale, laquelle avait bien d'autres chats à fouetter, et renvoya ces projets au comité compétent, qui les laissa dormir dans les cartons (1). Les dissensions académiques n'en continuèrent que de plus belle, mais pour ainsi dire au milieu des ruines ; le 16 février 1791, la Constituante avait supprimé les maîtrises et jurandes : la corpo-

(1) *Procès-verbal de l'Assemblée nationale*, t. XIII, n° 386, 20 août 1790, p. 12. — N° 393, 27 août, p. 1-2. — T. XIV, N° 422, 25 septembre 1790, p. 9.

ration de Saint Côme n'existait plus. L'Académie, toutefois continuait ses travaux : le 17 mars 1791, par 25 voix contre 5 données à Peyrilhe, Brasdor est nommé commissaire aux correspondances. Louis XVI règne encore, s'il ne gouverne plus ; le 31 mars une lettre de M. de Lessart. ministre de l'Intérieur, transmet à la Compagnie la ratification royale (1). Et Brasdor, infatigable, apporte à chaque séance les rapports sur les envois des correspondants, et les réponses qu'il soumet à l'approbation des ses collègues, et que parfois, on le prie de refaire! (2) Le 16 août 1792, notre critique, imperturbable, remonte à la la tribune, étale ses comptes-rendus et ses missives, alors que, six jours avant, la Royauté s'est écroulée. Le 30 août, un membre demande que l'on pourvoie aux places vacantes, et que les officiers se concertent, à cet effet, avec le président. Mais qui sanctionnera désormais les élections ? Le 6 septembre, « au 1er de l'Egalité », Brasdor expose aux interpellateurs les difficultés de l'heure, et l'on arrête « qu'attendu les circonstances actuelles il y [a] lieu à surseoir aux nominations. » D'autres désignations sont plus pressantes, et la Patrie est en danger : les gendarmes de la 32e division de la gendarmerie nationale, 4e division de Paris, vont voler à la frontière ; il leur faut un chirurgien-major, un aide-major. Et le corps demande à l'Académie de chirurgie d'ouvrir, d'urgence, un concours pour la désignation de ses officiers de santé. Le Conseil général de la Commune, consulté, acquiesce : le 20 septembre, en hâte, on nomme les examinateurs : Brasdor, par 22 voix ; Chopart, Deschamps, Andouillé, Gallée. Et le 21, les épreuves ouvertes « en présence d'une députation de gendarmes nationaux et d'un grand nombre de membres de l'Academie et d'élèves en chirurgie, se terminent par la nomination des citoyens Lamolle et Berot, comme titulaires, et Blaincourt comme sup-

(1) Pr.-v. de l'Acad. de chir. Reg., 26, 17 août 1791, fo 163 vo. — 31 mars, fo 165, ro.
(2) *Ibid.*, 11 août 1791, fo 186, ro.

pléant. Séance tenante, les députés de la Commune font prêter aux élus « le serment de la liberté et de l'égalité », et les envoient d'enthousiasme, affronter les suppôts de Brunswick (1).

Le plus curieux, c'est que l'effigie du feu Roi présidait encore aux exercices didactiques; et ce n'est que le 25 octobre 1792 que l'Académie s'avisa « que la statue pédestre en marbre de Louis XV qui est dans la grande salle des actes du Collège » pourrait bien devenir compromettante, et décide d'en faire régler le sort par le ministre de l'intérieur, ainsi que celui « des tableaux relatifs à la féodalité et à la royauté ». En attendant, on masque avec des planches les traits de l'avant-dernier tyran, et c'est dans un décor désormais analogue aux principes de la liberté que Brasdor, jusqu'en décembre vient lire ses rapports de quinzaine. Le 10 janvier 1793, an deuxième de la République, le vieil homme alléguant ses infirmités, prie ses collègues de le relever de ses fonctions de commissaire aux correspondances, qui sont confiées, par intérim, à Lassus. Mais l'heure n'est plus guère aux doctes discussions; le recrutement de l'Académie est interrompu, le décret du 13 novembre 1792 ayant interdit aux académies de pourvoir aux places vacantes. Les séances se traînent, languissantes. Le dernier procès-verbal est du 18 juillet. Et comme la République n'a plus besoin de savants, la Convention décrète, le 8 août 1793, l'abolition des Académies et Sociétés littéraires patentées par la nation. Le 22 août, l'Académie de chirurgie tient sa dernière séance et se sépare à tout jamais, pour obéir à la loi.

Les intellectuels, pourtant, regimbaient. Les Académies étaient dissoutes, mais l'art. 4 du décret proposé par le Comité d'Instruction publique à la Convention dans la séance du 8 août 1793 reconnaissait encore aux citoyens le « droit de se réunir en

(1) Pr.-v. Acad. de chir., Reg. IX, 13 et 27 septembre 1792, f° 239. — Cf. A. Dureau, *La dernière année de l'Académie de chirurgie*, La France médicale, 25 novembre 1903, p. 317-318.

sociétés libres pour contribuer aux progrès des connaissances humaines ». Quelques survivants de l'Académie des Sciences, Berthollet, Fourcroy, Lavoisier, Vicq d'Azyr, Hallé, Ventenat, Darcet, etc., vinrent demander asile à cette *Société philomathique* qu'avaient fondée, le 10 décembre 1788, le naturaliste Riche et le physicien Silvestre, et qui prit, en 1793, le nom de *Lycée des Arts* (1). Brasdor fut admis, au titre de membre honoraire, parmi les adeptes du nouveau lycée. Mais on sait comment Sanson trancha, le 8 mai 1794, les jours de Lavoisier; et comment Vicq d'Azyr, accablé d'horreur, mourut en désespéré le 20 juin 1794.

Brasdor aussi connut l'angoisse, sinon pour lui-même, du moins pour les siens. Son neveu par alliance, Roussille-Chamseru (2), alors médecin des hôpitaux militaires de Compiègne, se vit, une première fois, destitué comme aristocrate, le 11 ventôse an II (1er mars 1794). Remis, pour cette fois, de ses émotions (il devait encore pâtir de deux autres dénonciations, dont la seconde le fit jeter dans un cachot de la Force, en thermidor an XI) il prit une part active au mouvement de reconstitution scientifique qui se manifesta au lendemain de la Terreur. L'article 300 du titre X de la Constitution de l'an III ayant autorisé la formation de Sociétés libres pour concourir aux progrès des sciences, des lettres et des arts, on vit refleurir et le *Lycée*, et les compa-

(1) Cf. M. Berthelot. — *Sur les publications de la Société philomatique et sur ses origines*, Journal des Savants, août 1888, p. 477-493.

(2) Roussille de Chamseru (Jean-François-Jacques) né à Chartres, le 7 avril 1749, de Côme Roussille, chirurgien oculiste en cette ville, chirurgien du duc d'Orléans, et de Geneviève-Angélique Collette, docteur en médecine de la Faculté de Paris (16 octobre 1772) avait épousé à Paris par contrat du 22 mai 1776 devant Lhomme, notaire, Anne-Mélanie Ruffel, nièce de Brasdor. — Brasdor, qui avait favorisé cette union, protégea ses débuts. Roussille avait donc d'étroites relations avec le monde chirurgical et nous le voyons, indifférent aux vieilles haines de la Faculté contre Saint Côme, adresser à l'Académie de chirurgie, le 3 juillet 1788, une dissertation sur la nyctalopie

Sur les Chamseru, Cf. H. Gillard, *Jean-François Collette de Chamseru, chirurgien et oculiste, et sa famille*, 16... — 1822, Chartres, Impr. Garnier, 1896, 63 p. in-8°, p. 40-41.

gnies médicales. Le 4 germinal an IV (22 mars 1796) avec l'aide de Chaussier, Auvity, Descemet, Pelletier, Roussille-Chamseru, etc., les frères Sédillot fondèrent la Société de Santé de Paris, qui prit, le 27 pluviôse an V (15 février 1797) le nom de Société de médecine de Paris. Ainsi se réunirent au Louvre dans un local prêté par le Lycée des Arts, les débris de la Société royale de médecine et de l'Académie de chirurgie : Baudelocque, Bottentuit, Cadet de Vaux, Hallé, les frères Suë, Noël Villars, etc. Brasdor en fut, dès l'origine, nommé membre titulaire. Il s'y rendait avec son fils, et pouvait encore, sur ces bancs, évoquer les souvenirs du pays natal avec un de ses compatriotes, alors à ses débuts, Moreau de la Sarthe. Mais la vieillesse minait peu à peu sa robuste constitution. Ses jambes finirent par lui refuser tout usage, et il s'éteignit, grabataire, à Paris, dans son logis de la rue du Hasard, le 16 vendémiaire an VI (7 octobre 1797), à l'âge de 76 ans (1). Le 22 prairial suivant, Roussille-Chamseru, prononça son éloge à la séance publique de la Société de médecine de Paris.

III

Brasdor avait un fils, dont l'existence est mal connue. Sans doute recueillit-il auprès de son père les premières notions chirurgicales; et nous le voyons, le 1er mars 1792, apporter à la séance de l'Académie de chirurgie « une pièce anatomique d'une conformation monstrueuse.., défaut du bras gauche, et l'extrémité supérieure remplacé (*sic*) par un seul doigt, c'est le pouce. » Prié d'en faire « l'administration anatomique », il en vint lire, à la séance du 15 mars, la relation écrite (2).

Etabli dans la maison familiale rue du Hasard, Brasdor le jeune, prit la succession paternelle. En germi-

(1) C'est la date donnée par le neveu de Brasdor, Roussille-Chamseru, dans l'éloge qu'il lui consacra. A. Corlieu et Beaugrand, qui l'ont mal lu, disent, à tort, que Brasdor mourut le 16 vendémiaire an VIII (8 octobre 1799), et P. Larousse le fait mourir en 1800 !

(2) Pr.-Vx Ac. Chir., Reg. 26, 1 et 15 mars 1792, fos 211 et 213.

nal an IV, nous le retrouvons parmi les fondateurs de la Société de médecine. Il joua, semble-t-il un rôle assez actif dans les débats de cette compagnie ; le 27 brumaire an X (18 novembre 1801) le Ministre de l'Intérieur l'ayant invitée « à lui faire part de son opinion sur diverses questions déjà proposées par lui aux Ecoles de medecine de Paris, de Montpellier et Strasbourg, ainsi qu'à la Société de pharmacie de Paris, relativement aux précautions qu'il serait utile de prendre pour prévenir les erreurs dans l'application des nouveaux poids et mesures [système décimal] aux usages de la médecine », Brasdor, Pelletier et Biron furent chargés du rapport. Ils conclurent à la prescription obligatoire de la nouvelle nomenclature, tirée du gramme et de ses composés ; à l'abolition définitive des notations en signes, tant pour l'ancienne que la nouvelle ; et à l'adoption de la notation en chiffres et lettres ; à la rédaction de tables de comparaison entre les anciens et les nouveaux poids, à l'usage des médecins et pharmaciens ; à l'impression d'une pharmacopée usuelle, avec transcription des préparations courantes selon l'ancien et le nouveau rite ; à l'exclusion de la pharmacopée, de toutes les mesures de capacité ; enfin à l'adoption de poids nouveaux et uniformes.

Le rapport fut approuvé par la Société (27 pluviôse an X) et publié par ordre du ministre de l'Intérieur.

Brasdor collaborait également au *Journal général de médecine, de chirurgie, de pharmacie*, organe de la Société de médecine, auquel le Secrétaire général Sédillot, rédacteur en chef, donnait alors la plus énergique impulsion.

En l'an VII, pris d'ambitions didactiques, il posa sa candidature à la place de professeur adjoint de physique et d'hygiène de l'École de Santé, laissée vacante par Le Roux, appelé à la chaire de clinique interne. Mais il échoua le 29 thermidor an VII (16 août 1798) contre Desgenettes.

(1) Il figure sur la liste des chirurgiens de Paris portée à l'*Almanach National* pour l'an VII, p. 436.

En brumaire an IV (novembre 1795) Brasdor — qui habitait toujours rue du Hasard — était chirurgien en chef de l'Hospice de l'Est établi dans la ci-devant abbaye Saint-Antoine par décret de la Convention du 28 nivôse an III (17 janvier 1795). Il touchait à ce titre 1800 fr. par an (1). Il vivait encore en 1804 ; en 1805, nous le voyons remplacé dans les rangs du personnel nosocomial, par Thillaye. Etait-il mort, ou mis à la retraite? Aucune biographie ne nous renseigne sur sa destinée. Il ne figure plus, à partir de cette date, sur la liste des chirurgiens de Paris inscrits à l'*Almanach National*.

Ouvrages et publications de BRASDOR père.

D. O. M. Positiones anatomicæ et chirurgicæ [De ischuria]. — Thèse soutenue aux Ecoles de chirurgie le 30 octobre 1752, Paris, Delaguette, 1752, 8 p., in-4°.

Mémoire sur la maladie épidémique des chiens, in Mém. de mathématiques et de physique présentés à l'Académie Royale des Sciences par divers scavans et lus dans ses assemblées, t. VI, Paris, imp. Royale, 1774, in-4°, p. 216-227, et 1 pl. hors texte.

Mémoire sur la fracture de la clavicule, et description d'un nouveau bandage pour cette fracture, Mém. de l'Acad. Roy. de Chirurgie. t. V, Paris, Didot jeune, 1774, in-4°, p. 575-591, et nouvelle éd., Paris, Ménard et Desenne, t. V, 1819, in-8°, p. 380-391.

Essai sur les amputations dans les articles, ibid., t. V, 1774, p. 747-790, et rééd., Paris 1819, t. V, p. 492-520.

Conjectures sur la maladie épizootique qui règne dans les provinces méridionales du Royaume, Journal de médecine, chirurgie, pharmacie, t. XLV, mars 1776, p. 258-264.

Lettre à l'auteur du Journal, ibid., t. XLVI, août 1776, p. 118-137.

Observation d'un cas de thrombus vulvaire *post partum*, insérée dans les *Observations sur des tumeurs sanguines à la vulve*, par Casaubon... et par quelques membres de la Société,

(1) Une autre pièce administrative porte 2000 f. (M. Garsonnin, *Hist. de l'Hôpital Saint-Antoine et de ses origines. Etude topogr. hist. et statistique*, Paris, Jouve, 1891, 162 p. in-4°, p. 112-113 et 153).

in Rec. périodique de la Société de Santé de Paris, t. I, Paris, an V, in 8°, p. 469. (Reproduite in Deneux, Mém. sur les tumeurs sanguines de la vulve et du vagin, Paris 1830, in-8°, p. 151-152).

M. Desportes attribue à Brasdor un *Traité d'Ostéologie*, demeuré probablement manuscrit, et un *Cours de thérapeutique*.

Ouvrages et publications de BRASDOR fils.

Dans le ***Recueil périodique de la Société de médecine***, devenu à partir du t. XV ***Journal général de médecine, de chirurgie et de pharmacie***.

Rapport sur deux machines proposées l'une pour faciliter l'inspiration de différens fluides aériformes, l'autre pour opérer l'application externe de ces mêmes fluides dans les cas de maladies où ce moyen seroit jugé nécessaire (avec Delunel), t. IV, an VI-1798, p. 31-40.

Note extraite du rapport du cit. Brasdor [sur l'obs. d'un priapisme comm. par le cit. Deguise le 17 fruct. an VII]. T. VII, an VIII, p. 117-118.

Observations et réflexions sur une hernie étranglée rentrée après l'application du vinaigre et de l'eau avec continuation des accidens de l'étranglement à la suite de la réduction, lues à la Société le 27 therm. an IX, t. XII, p. 46-51.

Rapport sur les observations [de cure radicale de deux hydropisies du genou, par le cit. Marquais, lues à la Société le 27 therm. an IX], t. XII, p. 55-58.

Rapport fait à la Société de Médecine de Paris (séances des 21 et 27 pluviôse an X) sur l'application des nouveaux poids et mesures aux usages de la médecine (avec Biron et Pelletier), t. XIII, p. 361-398, et Paris, Imp. des Sourds-muets, an X, 82 p. in-4°.

Rapport de MM. Gaultier-Claubry et Brasdor sur un ouvrage présenté à la Société de médecine par M. Lefaucheux et intitulé: Dissertation sur les tumeurs circonscrites et indolentes du tissu cellulaire de la matrice et du vagin avec la description et la gravure d'un instrument qui n'a pas encore été publié pour la ligature des polypes utérins, t. XVII, p. 104-110.

UN HYGIÉNISTE MANCEAU

Le Dr J.-C. LE BRUN

1771-1826 (*)

I

Joseph Charles Le Brun naquit au Mans, le 6 novembre 1771 (1).

Son père, Joseph-Nicolas-Michel (2), dirigeait alors,

(*) Sources : N. DESPORTES. *Bibliographie du Maine*, Le Mans, Pesche, 1844, in-8°, p. 362-363. — Notes et documents comm. par M. Robert Triger.

(1) « Le sixième jour de novembre mil sept cent-soixante-onze, a été baptisé par nous prêtre vicaire de cette paroisse, soussigné Joseph-Charles, né de ce jour du légitime mariage du sieur Joseph-Nicolas-Michel Le Brun, sculpteur, et de Dlle Marie-Magdelaine Loison, son épouse, ses père et mère, parrain le sieur Charles Duval, marchand, marraine Marie Lemoine, ve de Joseph Le Brun serger, tous deux de cette paroisse grand-père et grande mère de l'enfant, lesquels et le père présent ont signé avec nous.

Maris Le Moyne, C. Duval, Josephe Le Brun. La Ronce. »

(Etat-civil du Mans, Reg. par. de la Couture, 1771, n° 591, f° 49 v°).

(2) Joseph-Nicolas-Michel Le Brun, né au Mans, par. Saint-Jean-de-la-Chevrie, le 16 décembre 1725, de Joseph, serger, et de Marie Lemoine, avait épousé, paroisse de la Couture, le 8 janvier 1771, Marie-Magdelaine Loison. (Reg. parx. de la Couture, 1771, n° 737, f° 6, r° et v°.) — De ce mariage étaient nés antérieurement : 1° *Adelaïde*, épouse (an IX), de Julien Foliot, morte le 11 octobre 1825. — 2° *Pierre-Charles*, distributeur des vivres au Camp de Saint-Charles à la Guadeloupe, mort sans postérité à l'Hôpital de la Basse-Terre, le 18 nov. 1818. — Naquirent postérieurement : 4° *Marie*, née au Mans, par. de la Couture, le 13 mars 1773. — 5° *Marie*, née au Mans, par. de la Couture, le 20 août 1776.

D'une première union avec Renée Gasse (contrat du 29 août 1749), décédée au Mans, par. de la Couture, le 3 juillet 1770, le sculpteur n'avait pas eu d'héritiers.

paroisse de la Couture, un atelier de sculpture décorative qui, pendant la seconde moitié du XVIIIe siècle, a doté les églises du Maine d'un grand nombre de rétables, de statues et de boiseries délicatement traitées. Le Brun était un artiste de réel mérite : plusieurs de ses œuvres comptent, aujourd'hui encore, comme d'assez bonnes productions de notre art local (1). Mais il mourut au Mans, le 2 août 1782, laissant à sa veuve une charge assez lourde, et que vinrent bientôt aggraver les événements de la Révolution.

Les « hochets du fanatisme et de la superstition » ne trouvaient plus d'acquéreurs ; et le jeune Le Brun dut chercher une autre voie que celle où son père s'était illustré. En l'an IV, il obtint une bourse à l'Ecole d'économie rurale vétérinaire d'Alfort, que la loi du 29 germinal an III venait de réorganiser (2). Il s'y distingua par son assiduité et ses succès.

C'est là, sans doute, qu'il se flatta d'avoir observé « une communication très distincte entre les grands ventricules du cerveau des principaux animaux domestiques..., et dont aucun auteur de zoologie n'a parlé (3) ». Cette découverte, sur laquelle il ne donne pas de détails plus explicites, remonterait à 1797. A la fin d'études poursuivies tant bien que mal dans le désarroi qui régnait alors à l'Ecole, Le Brun quitta Alfort le 19 prairial an VIII, muni d'un certificat du directeur Chabert, et du professeur Chaumontel, constatant que ses talents le rendaient capable d'être utile dans son art, et qu'il méritait à tous égards la confiance publique. »

Joseph-Charles Le Brun rentra donc dans sa famille,

(1) On lui doit les autels de N.-D. de Sablé, des Jacobins, du Mans, de Challes, de Volnay, des rétables dans les églises d'Assé-le-Riboul, de Saint-Georges-le-Gaultier, de N.-D. de Vivoin, des bas-reliefs dans celles de Lombron, de Saint-Chéron, de Rouillon, de Loué, etc. (Cf. Esnault et Denis, *Dictionnaire des artistes et artisans manceaux*, Laval, Goupil, 1899, 2 vol. in-8°, t. II, p. 87-93.)

(2) Cf. Railliet et Moulé, *Histoire de l'Ecole d'Alfort*, Paris, Asselin, Houzeau, 1908, gd in-8°, p. 101 et suiv.

(3) *Erreurs relat. à la santé*, p. 145, note.

brevet en poche, sans se douter encore que ses premiers clients seraient assez différents de ceux qu'il avait soignés jusque-là.

En l'an VIII (1799), le département de la Sarthe se retrouva en proie à l'anarchie et à la guerre civile. A la suite de la loi des otages, les chouans avaient repris les armes ; dans la nuit du 14 au 15 octobre 1799, l'armée royale du Maine, aux ordres de Bourmont, enleva la ville du Mans, d'où elle chassa, après une violente fusillade, la 40e demi-brigade retranchée à l'Abbaye Saint-Vincent, sous les ordres du futur préfet, le colonel Auvray. Pendant trois jours, la ville fut en proie au pillage. Les envahisseurs bouleversèrent la comptabilité et les titres de l'hôpital, forcèrent la caisse, emportèrent les fonds ; puis déguerpirent le 17, sous la menace des troupes du général Vimeux.

L'économat des hospices était alors confié depuis le 13 pluviôse an VII (1er février 1799), à un sieur Michel Le Brun, peut-être un parent de notre héros. Ce fonctionnaire remit tant bien que mal de l'ordre dans ses papiers, et comme l'établissement se trouvait encombré de malades et de blessés, son homonyme vint prêter main-forte aux officiers de santé débordés. Le 22 frimaire an VIII, les administrateurs témoignèrent au jeune homme leur gratitude par une offre qui, à cette époque, avait son prix : « Le C[n] Le Brun, suivant la visite des médecins dans nos hospices et s'y rendant très utile pendant leur absence, prendra ses repas avec l'élève du chirurgien desdits hospices (1) ».

Le service, en cette période troublée, laissait fort à désirer. Le 14 germinal an VIII, le chirurgien René Levasseur venait exhiber aux administrateurs un matériel de pansement peu ragoûtant, et se plaindre de ce que « ces linges mal lavés, encore imprégnés de virus et autres malpropretés dangereuses..., compromettaient la santé et même la vie des malades

(1) Délib. du Bureau des hospices, Reg F, 9/20, f° 153 v° (Arch. des Hospices du Mans.)

confiées à ses soins ». La Commission en fit des remontrances à la citoyenne Fisson, chargée du lessivage, et qui n'en tint compte : le 27 germinal, le Commissaire des guerres en personne, escorté de Levasseur, venait réitérer cette protestation auprès des administrateurs qui se déclarèrent vivement pénétrés de ces inconvénients et rappelèrent, à leur excuse, leur précédente décision. Ils mandèrent, pour plus ample informé, « les officiers de santé, les C[ens] Le Brun, Augis, Serre et La Caze », lesquels déclarèrent « que les linges et charpie continuaient à être malpropres et dangereux, que des playes [avoient] été changées de bien en mal », par ces topiques infectés. Sur quoi le Bureau, contrit, désigna une personne spécialement chargée de lessiver le linge à pansements, et ordonna que la charpie ne serait jamais réemployée. Levasseur, méfiant, remporta, comme pièce à conviction rétrospective, son paquet de linge sale, et le serra dans une armoire à lui réservée auprès des salles. Mais, un beau jour, des personnes sans doute intéressées à la question en forcèrent la porte et subtilisèrent ces documents compromettants. Le 12 floréal, Levasseur revint se plaindre de ce que son armoire n'était « pas sûre », et l'Administration, condescendante, fit changer la serrure (1).

Le Brun n'était plus là. Il avait résigné ses fonctions nosocomiales sur la fin de germinal an VIII, car le 2 floréal (22 avril 1800), les administrateurs lui exprimaient leur gratitude pour tant de « preuves non interrompues de capacité et de zèle », et les services qu'il avait rendus à la maison pendant son séjour. De son côté, le commissaire des guerres, Rey lui écrivait le même jour : Je dois au citoyen Joseph Le Brun « les témoignages d'une estime et d'une confiance particulières pour les soins assidus, le zèle et les talents distingués qu'il a apportés au traitement des militaires dans le courant de l'hiver dernier, lorsque

(1) Arch. des hosp., *Loc. cit.*, f°s 166 v°, 169 v°, 172-173.

la guerre avait rendu le service à l'hospice civil de cette place aussi difficile que pénible. »

J.-C. Le Brun ayant pris, aux côtés de Laroche et de Levasseur, quelque goût pour les études médicales décida de poursuivre cette voie. Le premier jour complémentaire an VIII, il prenait son passeport

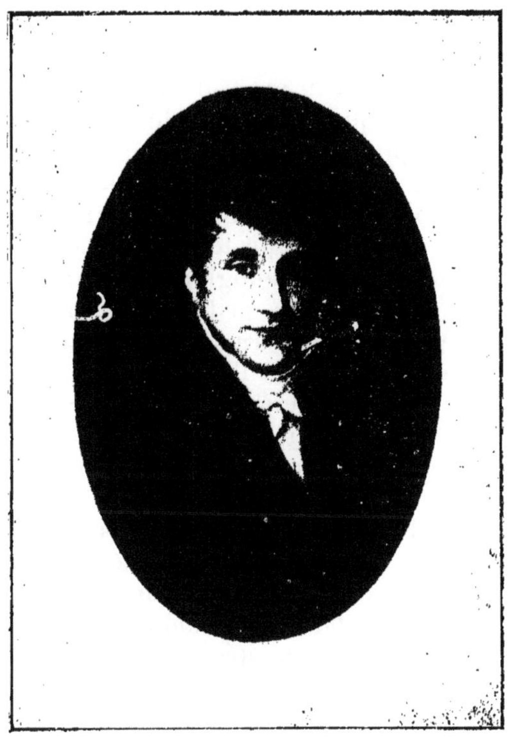

Le docteur J.-C. Le Brun (1771-1826)

pour la capitale, où sa présence attira sans doute l'attention de M. le préfet de police, lequel demanda le 4 brumaire an IX au maire du Mans des renseignements sur la conduite morale et politique de notre étudiant.

Le 9 brumaire, le maire déclarait au fonctionnaire chargé de l'ordre qu'il n'en pouvait rien dire « que de très avantageux sous tous les rapports possibles ; et [qu'] il serait à désirer que tous les jeunes gens se conduisent comme il a toujours fait. »

L'étudiant Le Brun, donc, s'inscrivit à l'École de Santé pour le premier semestre de l'an IX, et du mois de germinal an IX au 15 germinal an XI suivit les leçons de clinique interne du professeur Le Roux. Ce dernier louait son exactitude et son zèle, qui s'avivaient d'ailleurs au sein de la *Société d'instruction médicale*. Fondée le 9 prairial an X (29 mai 1801) pour grouper les plus laborieux des élèves en médecine et développer chez eux le goût des recherches cliniques, elle imposait à ses adhérents l'obligation de prendre soigneusement les observations de leurs malades, de rédiger le protocole des autopsies, de dresser la statistique nosologique de leurs salles. Le tout était exposé, discuté, critiqué en séance, et formait, à côté de la grande Ecole, une petite académie d'enseignement mutuel. A l'occasion, les professeurs cherchaient dans ses rangs des collaborateurs pour quelque mission spéciale. Le Brun coudoya sans doute sur ces bancs un camarade déjà brillant, et qui devait illustrer, à bref délai, le nom de Laënnec.

L'élève Le Brun ne s'intéressait pas qu'à la médecine : au Mans, au cours de ses vacances, il se plongeait dans la lecture du *Moréri*, dont la bibliothèque de l'hôpital possédait un exemplaire. Il sollicita même, auprès des administrateurs, l'autorisation de l'emprunter. Favorable à sa requête, le Bureau des hospices permit au citoyen Le Brun, le 18 floréal an X (8 mai 1802) d'emporter les précieux in-folio, « à la charge par lui de [les] réintégrer dans la bibliothèque, en bon état, toutes fois et quantes qu'il en sera[it] requis par l'Administration » (1).

Mais la pratique du Moréri était évidemment insuffisante à former un clinicien ; et notre homme revint vite à ses chères études. Du 10 vendémiaire au 11 frimaire an XII (3 octobre au 3 décembre 1803) il

(1) Délib. de la Comm. des hospices du Mans, 18 flor. an X. Arch. des hospices du Mans, F. 9/21, f° 35.

subit avec succès ses cinq examens de médecine, et le 4 nivose an XII (26 décembre 1803) il soutenait sa thèse inaugurale intitulée : *Recherches sur la dyspepsie idiopathique ou digestion laborieuse.* Le 7 du même mois (29 décembre 1803) les professeurs Lassus, Desgenettes, Thouret et Söe parafaient son diplôme. Pressé par ses 32 ans, Le Brun s'établit sans retard, et dès le 21 nivôse an XII, le greffier du Tribunal civil enregistrait son parchemin doctoral pour la résidence du Mans.

La clientèle fit, au médecin nouveau venu, un accueil assez favorable pour qu'il repoussât en 1806 une flatteuse proposition de son ami Rey, l'ancien commissaire des guerres du Mans. En mission dans l'Indre et le Cher, Rey lui promettait, au nom du préfet et d'un groupe d'habitants, un succès rapide s'il consentait à s'établir à Châteauroux « où l'on avait un besoin urgent d'un bon médecin », et où les portes de l'hôpital lui seraient immédiatement ouvertes.

Des intérêts de plusieurs sortes, il est vrai, le retenaient au Mans. Le 9 septembre 1807, il y épousait Mlle Ménard dont le frère devait mourir plus tard dans cette ville chef de bataillon du génie, chevalier de la Légion d'honneur et de Saint-Louis. Le bonheur du jeune ménage fut de courte durée. Quatre ans plus tard, Mme Le Brun était enlevée prématurément à l'affection de son mari (1).

II

Dès son arrivée au Mans, Le Brun s'était embrigadé dans la Société centrale de vaccine du département de la Sarthe créée par arrêté préfectoral du 15 floréal

(1) Elisabeth-Pauline-Désirée Ménard, alors âgée de 22 ans, était née au Mans, paroisse Saint-Pierre-le-Réitéré, le 5 février 1785, de François-Joseph, depuis procureur impérial pres le Tribunal de 1re instance du Mans, et de Françoise-Marguerite Esnault. (Etat civil du Mans, mariages, 1807, n° 31, f° 21, v°). Elle mourut au Mans le 6 août 1811, et fut inhumée au Grand Cimetière. Son épitaphe, probablement rédigée par son époux, nous a été conservée par Etoc Demazy. *Memoriae E. P. D. Mesnard, conjugis J. C. Lebrun med. doct. IV augusti MDCCCXI obit, aetatis XXVII.* (ÉTOC-DEMAZY, *Essai sur les sépultures du Mans et de ses environs.* Le Mans, Monnoyer, 1836, in-12, p. 16.

an XII et qui comprenait, à côté du président et du secrétaire général de la Société des Arts, tous les docteurs et officiers de santé de la ville du Mans. Un Comité, composé de vieux praticiens, dirigeait les travaux et organisait la propagande. Le Brun, jeune et nouveau venu, ne pouvait encore prétendre à l'honneur de figurer dans cet état-major. Mais il n'en mena pas moins le bon combat, à son rang, contre les préjugés qui s'opposaient à « cette précieuse découverte » (1), encouragé derechef en cette campagne, en 1814, par les exhortations du préfet Pasquier.

Lebrun avait également pris place dans les rangs de la Société de médecine qui, fondée en l'an X, réunissait alors deux fois par mois, à l'hôpital, les médecins, chirurgiens et pharmaciens du lieu. Il y rencontrait ses anciens maitres, Mallet, Legoux, Fiory; et l'ex-conventionnel Levasseur; et même le naturaliste Maulny, qui se mêlait de médecine. Et comme il n'est point de Société sans lois, Lebrun prit part, en qualité de secrétaire, à l'élaboration du règlement de la Compagnie, qui ne fut arrêté qu'au début de l'an XIII. Le chef de brigade préfet de la Sarthe, Auvray, le revêtit de son approbation, le 19 brumaire, an XIII (10 novembre 1804); obtint du maire, Négrier de la Crochardière, un local à l'Hôtel de Ville pour abriter les délibérations de nos Esculapes; et le Conseiller de préfecture, Espaulart, envoya au Ministre de l'Intérieur, le 7 frimaire, an XIII, un exemplaire des statuts auxquels il avait donné une approbation provisoire, « tous les membres qui composent [la Société] jouis[sant] de l'estime publique ». Dans le cours du même mois, Champagny répondit qu'il ne pouvait « qu'applaudir au zèle des hommes estimables qui composent cette réunion » (2). Je ne sais pourquoi, malgré ce zèle initial, la Compagnie tomba en sommeil vers la fin de l'an XIII ou peu après (3).

(1) *Erreurs*, p. 153.

(2) Arch. nationales, F 17, 5234.

(3) Cf. P. Delaunay, *Histoire de la Société de médecine du Mans et des Sociétés médicales de la Sarthe*, Le Mans, 1913, in-8°, p. 2-9.

Au reste, le préfet Auvray s'en consola. Il avait, à sa dévotion, la Société des Arts, dont il était précisément, en l'an XIII et en 1806, le président.

On y comptait assez de médecins pour fournir, en cas de besoin, de doctes avis aux questionnaires administratifs. Le Brun, justement, posa sa candidature au titre de membre résident de cette Compagnie, le 2 juillet 1810, en y joignant sa thèse, dont son confrère Olivier, dans une « lecture très intéressante », ne manquera point de faire « sentir tout le mérite ». Les assistants n'étant point en nombre, le scrutin fut ajourné à deux reprises; et ce ne fut que le 21 juillet 1810, que les Sociétaires n'ayant désormais « aucun doute sur l'avantage qui résulterait pour elle de s'associer de tels collaborateurs », ouvrit ses rangs au docteur Le Brun et à son confrère Jélin (1). Ils ne tardèrent point à prendre une part active aux travaux de leurs collègues.

Le 24 août 1810, le préfet invitait MM. les membres de la Société des Arts, composant « la classe de Médecine » à lui faire part de leurs observations « sur la météorologie et sur les maladies les plus ordinaires qui affligent les habitants de ce département ». Le Colonel Préfet savait que « l'espèce est généralement précoce et robuste dans l'arrondissement de Mamers, tardive et faible dans l'arrondissement de La Flèche, scrofuleuse du côté de Sillé, rachitique vers Saint-Calais, mixte dans plusieurs cantons du centre et dans les contrées vignobles ». Et il se déclarait impatient de connaître, sur la topographie médicale Sarthoise, l'opinion de « plusieurs d'entre ces Messieurs et notamment M. le Dr Le Brun [qui] sont dans le louable usage de consigner leurs remarques par écrit et s'occupent même à en faire un usage raisonné » (2).

(1) Délib. de la Société libre des Arts du Dép. de la Sarthe, reg. 11, f°s 65-72. — A la suite de je ne sais quel incident, Le Brun se retira plus tard de la Société, en dépit des objurgations du président, Desportes de Gagnemont (lettre du 21 février 1821). Il assiste, pour la dernière fois, à une séance, le 14 décembre 1820, et est rayé de la liste des membres de la Société royale des Arts pour 1822.

(2) Auvray à la Société des Arts, L. s., 24 août 1810 (Arch. de la Soc. d'Agr., Sc. et Arts, Carton : *Sciences médicales*).

Le désir d'Auvray fut donc transmis aux médecins « réfléchis et laborieux ». Le Dr Liberge, pressenti, répondit au Secrétaire perpétuel Nioche de Tournai que cette proposition, au reste « infiniment intéressante et précieuse » était « au-dessus de [ses] forces », de quoi il éprouvait mille regrets (1). Le Dr Mallet déclara que le projet ne pouvait « s'accorder avec les occupations nombreuses d'un médecin praticien » ; qu'il devait comporter les résultats d'observations prolongées, journaliers, mensuels et annuels, sous peine de n'aboutir qu'à « des notions plus ou moins vagues, produits de l'opinion ou de l'esprit de systhème », à un ouvrage « aussi incohérent qu'erroné pour ne pas dire ridicule » ; et qu'il fallait à tout le moins remettre à tous les médecins et chirurgiens du département, un questionnaire détaillé dont l'ensemble « pouvoit, avec le tems, donner les notions désirées et vérifier celles que l'on a déjà » (2).

La tâche que le critique Mallet trouvait prématurée ou trop ardue séduisit l'âme enthousiaste de son confrère Le Brun. Notre homme tailla sa bonne plume, et termina, dès 1812, la *Topographie médicale de la ville du Mans*. Pour plus de sûreté, il en communiqua le manuscrit à l'un de ses anciens professeurs de la capitale, Chaussier. Le maître après quelques observations et critiques, l'engagea à publier ce travail dans lequel, écrivait-il, il avait « trouvé beaucoup de bonnes choses... » et « rien à retrancher » (3).

Il faut convenir pourtant, quand on a lu l'ouvrage, qu'il justifie plutôt les critiques anticipées du vieux Mallet que les éloges du professeur Chaussier. Ecrit avec agrément, il apparaît superficiel, hâtif, encombré de considérations générales étrangères au sujet, appuyé d'allégations historiques fautives ; et la liste même des célébrités médicales mancelles par laquelle il se termine n'est qu'une compilation rudimentaire, empruntée aux biographies courantes, et enta-

(1) Liberge à Nioche de Tournai, L. a. s., 30 août 1810. (*Ibid.*).
(2) Mallet à M. de Tournay, L. a. s., 1er septembre 1810 (*Ibid.*).
(3) L. a. s, de Paris, 24 juillet 1812.

chée d'erreurs onomastiques inexcusables. L'auteur n'a même pas songé à nous donner, sur des personnages qui étaient presque ses contemporains, des détails qu'il lui était facile de recueillir et que nous serions heureux de posséder aujourd'hui. On lui passerait encore de n'être point historien : mais même au point de vue nosologique, ses notes sont regrettablement succinctes : pas de précisions météorologiques ni statistiques alors qu'il avait à sa disposition les relevés de Négrier de la Crochardière ; peu de recherches personnelles (1) ; beaucoup d'emprunts. Le chercheur en quête de documents sur l'épidémiologie et la géographie médicale sarthoises a grand peine à en tirer quelques renseignements précis. Ce livre n'approche point de l'imposant monument qu'un Lepecq de la Clôture avait élevé, bien des années auparavant, à l'épidémiologie normande, et dont nous n'avons pas l'équivalent pour le Maine. Il reste à Le Brun le mérite d'avoir été le précurseur de ces études dans la Sarthe, études reprises plus tard par Dupeyron, membre correspondant de la Société d'Agriculture, Sciences et Arts, par les importants travaux de J. Le Bêle, dans les Bulletins du Conseil départemental d'hygiène et plus récemment dans un mémoire de Legros et Poix (2).

(1) A noter pourtant la première analyse précise des eaux des sources salées de La Saze, d'après Marigné et Gallois (*Topog. méd.*, p. 21-22), reproduite dans les *Erreurs relatives à la Santé* (p. 24, note). Signalées dès 1774 (Pr. v. Bureau d'Agric. du Mans, 1er mars 1774) ces sources attirèrent en 1795 l'attention de Forbonnais. Le département en référa à la Société des Arts du Mans (21-28 brum. an IV.) Une première analyse assez vague, fut faite par le pharmacien Liberge, et reprise avec plus de précision par les pharmaciens Marigné et Gallois. Marigné communiqua ses recherches à la Société libre des Arts du Mans, devant laquelle le Dr Ollivier en fit le rapport le 26 mars 1816.

(2) Médecin aide-major Dupeyron, *Essai de topographie médicale du Mans et de ses environs*, 1862, Pr.-Vx de la Soc. d'Agr., Sc. et Arts de la Sarthe, et rapport de Lizé, 2 mai 1862, Reg. 15 p. 467.

— Cf. les rapports de J. Le Bêle dans la collection des *Rapports sur les travaux des Conseils d'hygiène publique et de salubrité du département de la Sarthe* (1849-1878).

Legros et Poix, *Le climat du Mans, Essai de climatologie médicale locale*, Bull. médico chirurgical du Mans et de l'Ouest, t. III nº IV, 1920. p. 129 159

Chaussier, bienveillant, voulut néanmoins encourager son disciple : il existait alors, au sein du corps professoral de l'École de Paris, une Société de la Faculté de médecine, quasi officielle et dont le gouvernement sollicitait les avis sur les questions d'hygiène publique ; elle jouait, en somme, le rôle qu'avait assumé jadis la Société Royale de Médecine, et qui fut transféré plus tard, à l'Académie de Médecine.

Sur la proposition de Chaussier, la Société s'agrégea le Dr Le Brun, le 20 mai 1813. Le maître se hâta d'annoncer la bonne nouvelle à son élève : « Je vous ai proposé, lui écrivait-il, à la dernière séance de jeudi dernier, et je vous annonce avec grand plaisir que la Faculté, en rendant justice à vos talents, vous a nommé à l'unanimité, correspondant (1). »

Cette distinction, et la divulgation de son ouvrage, ne tardèrent pas à accroître la considération dont jouissait le Dr Le Brun. Et s'il ne parvint pas à forcer les portes de l'hôpital, notre confrère fut chargé en 1821, lors de la réorganisation du Bureau de Bienfaisance, de desservir l'une des quatre sections de la ville (2).

Le Brun était alors à l'apogée de sa carrière. L'armorial sarthois, les du Rivau, de Tilly, de Vannoise, de Saint-Victor, de Savary, de Tucé, de Grandval, de Cordouan, les Daudin, recouraient à ses soins éclairés. Sa mère remariée, il s'était refait un foyer en épousant en secondes noces, le 14 septembre 1814, Mlle Caroline Rigault de Beauvais, issue d'une vieille famille connue dès le XVIe siècle à La

(1) L. a. s., de Paris, 15 mai 1813.

(2) Pour parer aux abus journellement commis dans la distribution des remèdes aux indigents, la Commission du Bureau de bienfaisance arrête « que pour le bien être de l'Administration, qu'il serait nommé quatre médecins spécialement chargés du serice des quatre sections de la ville, dont la répartition serait faite entre eux, et qu'il leur serait alloué à chacun une somme de 200 francs par an, à titre d'honoraires. Le Bureau à cet effet a désigné MM. Mallet, Le Brun, médecins, Mordray et Rousset, docteurs en chirurgie. » (Délib. du Bureau de Bienfaisance du Mans, Reg. II, fo 135 vo, 20 février 1821.)

Ferté-Bernard (1). Il habitait section de l'Est, rue des Fossés-Saint-Pierre un vieux logis que l'on peut voir encore au n° 3, en face du Musée archéologique et qui a conservé jusqu'à nos jours, avec son vieux portail à bossages surmonté de deux corbeilles fleuries, ses cordons de roussard et ses balcons de fer forgé, le cachet du XVIIIe siècle. Le 5 septembre 1816, il vendit cette maison pour s'établir au n° 4 de la place du Château, dans l'ancienne demeure du colonel préfet Auvray.

La maison des Fossés Saint-Pierre dut accueillir, en cette période agitée, quelques hôtes indésirables, et peu compatibles avec le calme hippocratique. Les troupes prussiennes de Thielmann ayant, en 1815, occupé la ville du Mans, il fallut bien héberger quelques-uns des officiers en cantonnement. Ils exigèrent à leur coutume, des repas pantagruéliques, coupés de copieuses beuveries, après lesquels ils ronflaient, empiffrés, sur les fauteuils, pendant que la malheureuse cuisinière s'évertuait à décrotter leurs bottes... et le reste.

Heureusement, les alliés ne s'attardèrent pas dans le département, et l'on vit apparaître, après les troupes de S. M. Prussienne, les représentants de l'Armée catholique et royale. Ci-devant garçon meunier, ci-devant chef de chouans, et devenu maréchal de camp, chamarré, galonné, Châtelain, dit Tranquille, promenait alors par les rues du Mans un superbe uniforme, et se risquait même dans les salons ! Châtelain, dit Tranquille, faisait des visites, et préférablement aux jolies femmes. C'est pourquoi il sonna un jour à la porte du Dr Le Brun, sur la place du Château. La maîtresse de la maison, à la fois curieuse et quelque peu émue de se trouver face à face avec le guerrier dont les exploits avaient au temps de la Révolution, terrorisé son enfance, accourut au salon. Du balcon, l'œil plongeait sur la vallée de la Sarthe ;

(1) Caroline Rigault de Beauvais, née au Mans le 8 avril 1793, de Florent Henri, propriétaire, et de Marie Fay. (Etat civil du Mans, mariages, 1814, n° 14, f° 14, v°, 15 r°).

Tranquille, le nez au vent, s'engouffre dans la pièce, et, sans s'occuper de la dame effarée, court à la fenêtre, l'ouvre d'un poing tumultueux, et contemple au loin, sans mot dire, la masse sombre des bois de Rouillon où, pendant tant d'années il avait donné, jadis, la chasse aux patauds Puis, se retournant : « Ah ! Madame, *que vous avez là-t-une belle vue!* » Devant cette explosion d'éloquence rustique et guerrière, Mme Le Brun, se mordant les lèvres, eut tôt fait de reprendre son sang-froid ; et l'entretien s'acheva le plus civilement du monde.

III

Quant au Dr Le Brun, les joies familiales et le souci de la pratique ne l'absorbaient point tout entier. Il avait, en matière d'hygiène, quelques théories justes et qu'il entendait divulguer parmi ses contemporains. Ayant médité les écrits du philosophe de Genève, il engageait les mères à ne pas se priver volontairement des « douces affections que l'enfant conserve pour celle qui l'a nourri », blâmait l'usage des béguins, têtières et maillots dans lesquels on comprime les nourrissons au détriment de leur croissance naturelle ; et s'élevait avec raison contre le surmenage intellectuel qu'une pédagogie néfaste inflige aux adolescents : « C'est le plus souvent dans un accroissement rapide, quand il est si nécessaire de leur procurer une alternative de repos et d'exercices de corps, qu'on les assujettit a des études pénibles et prématurées rarement assorties a leurs dispositions naturelles... L'on développe leurs facultés morales au préjudice de la santé, et à 16 ou 18 ans, tel jeune homme chargé de connaissances est déjà accablé d'incommodités physiques (1) ». Il ajoutait plus tard : « Un plan d'éducation publique basé sur la connaissance de l'organisme animal et sur l'art de conserver la santé contribuerait à l'amélioration de

(1) *Topog. médicale*, p. 82, note

l'ordre social et au perfectionnement de l'espèce humaine » (1).

Ainsi M. Le Brun pensait-il satisfaire, par ces louables propos, à son devoir social.

« Le médecin, dit-il, qui bornerait ses méditations à l'étude des maladies ne remplirait qu'une partie de ses devoirs, de même qu'un législateur spécialement occupé de lois pénales dont il provoquerait l'application rigoureuse et qui négligerait de corriger les mœurs, de s'opposer aux crimes... Le médecin pénétré de la grandeur de son ministère doit étudier l'homme d'une manière exclusive, le prenant aux sources de la vie pour ne le quitter qu'au trépas. Après l'avoir suivi dans toutes les situations d'infortune et de prospérité, il voit les changements que produisent sur lui l'âge, les lieux, les habitudes ; instruit de son organisation, des phénomènes de la sensibilité, il observe ses rapports avec ses semblables et voit chaque jour son existence s'agrandir, mais il connaît aussi les dangers qui le menacent, si, dès son début dans le monde, il devient la proie des passions. (2) »

Moins soucieux de guerir que de prévenir les maladies, le docteur Le Brun pensa qu'il était de son rôle de dénoncer au public les *Erreurs relatives a la santé*. Ce qu'il fit dans un volume qui est à la fois un traité d'hygiène physique et morale, un ensemble d'avis succincts sur les maladies les plus courantes, ou les fautes thérapeutiques qu'il convient d'y éviter. Il termine par quelques notions sur l'usage ou l'abus de certains médicaments et des réflexions sur les préjugés. Le style en est agréable, embelli d'exemples historiques et de citations classiques, et l'ouvrage s'apparente à cette littérature semi-scientifique, semi-philosophique, semi-morale, semi-galante, qui fut en vogue à cette époque. Après J.-J. Rousseau, Tissot, Roussel et Cabanis, on avait vu Salgues, Richerand, Moreau de la Sarthe, Alibert et autres, disserter

(1) *Erreurs*, p. 1.
(2) *Erreurs*, p. 11

ainsi pour les gens du monde et les femmes sensibles, sans atteindre à l'originalité ni à la puissance de leurs devanciers. La source, épuisée, ne rendait plus qu'une rhétorique édulcorée, et de fades redites. Et l'on ne trouve même pas dans ces pages d'intérêt rétrospectif. « Il nous a semblé inutile de rappeler, dit Le Brun dans sa préface, les procédés, les pratiques grossières et absurdes qui ont été dans un temps le sujet de la critique des médecins. Leurs observations, très judicieuses alors, ne seraient plus goûtées aujourd'hui ; le progrès des lumières a fait justice de ces erreurs. (1) » Nous serions heureux précisément de retrouver les traces des pratiques thérapeutiques légendaires ou superstitieuses qui avaient encore cours au Maine, à son époque, et qui seraient plus précieuses pour les historiens du folklore que les considérations générales auxquelles il s'est complu.

Le Brun avait préalablement soumis son manuscrit à son Mentor Chaussier, lequel lui répondit par des paroles obligeantes (2) :

Monsieur et cher Confrère,

Mes occupations ne m'ont pas laissé le loisir de lire en entier votre manuscrit sur les Erreurs et préjugés vulgaires relatifs à la médecine, mais j'en ai lu plusieurs articles avec attention et j'ai trouvé des raisonnements solides, des observations sages, présentées avec force, clarté et précision. Je suis donc persuadé que cet ouvrage, surtout dans les circonstances actuelles, ne peut être que fort utile, et qu'il sera favorablement accueilli, et, quoique Laurent Joubert, Primerose et quelques autres aient déjà traité cet objet, cependant il reste encore beaucoup à y ajouter. D'ailleurs, il faut répéter la vérité jusqu'à ce qu'elle soit enfin entendue.

Je ne puis donc trop vous inviter, mon cher confrère, à terminer l'ouvrage que vous avez si bien commencé et à le publier le plus tôt qu'il vous sera possible.

Semblable conseil est toujours bien accueilli par un auteur : Le Brun porta son travail chez l'impri-

(1) *Erreurs*, pp. VII-VIII.
(2) L. a. s., de Paris, 26 août 1822.

meur Fleuriot, et un premier lot d'exemplaires parut en 1824, à Paris, chez Lecointre et Durey. Par un hasard étrange, cet ouvrage anodin et qui ne semblait devoir révolutionner ni la science ni la morale, souleva une tempête... dans le bénitier : « Les désordres de la sensibilité, *effets ordinaires d'une existence orageuse*, écrivait Le Brun à propos du suicide, développent diverses lésions des organes du bas-ventre, surtout celles du foie et de la rate, si souvent accompagnées du dégoût insurmontable de la vie et du désir invincible de la mort. Ces symptômes moraux indépendants de notre volonté ne doivent pas être ignorés des personnes qui croient que le suicide dans toutes les circonstances a toujours le même caractère et la même cause ; que l'on doit indistinctement priver des cérémonies de la sépulture tous ceux qui meurent de cette manière. Une telle détermination serait parfois anssi inconséquente que le refus d'inhumer celui qui, *dans le délire d'une maladie violente*, se précipite d'un endroit élevé et se tue (1) ».

Un ecclésiastique manceau (2) crut discerner dans ce passage « une apologie assez mal déguisée du suicide », et il en manifesta une indignation aussi véhémente qu'anonyme dans l'*Echo* de la Sarthe du 7 juillet 1824. Peut-être n'avait-il pas tort de dénoncer dans l'argumentation de M. Le Brun quelque contradiction, et confusion. Mais il l'accusa d'*intolérance* et même de propension philosophique ! « Philosophie abjecte, qui ne reposes que sur la matière, le suicide est ton ouvrage ; et quand bien même tu ne l'aurais pas enseigné publiquement, quand tu n'aurais pas semé tes livres de sentences cruelles et homicides, on peut dire que tu portes naturellement l'homme à sa propre destruction, par les motifs de désespoir et d'éternelle désolation que tu jettes dans son âme, lorsqu'il est accablé par les malheurs de la vie ! »

(1) *Erreurs relatives à la santé*, p. 114-115.

(2) Probablement l'abbé Guyard (Pierre), professeur de philosophie au Collège, publiciste.

L'abbé ne désignait, il est vrai, sa victime que par son initiale : L. ; et cette prudence même lui fut fatale. Un médecin manceau, le Dr Lepelletier de la Sarthe, se crut visé ; et comme il était porté, lui aussi, à l'éloquence, et sensible à la critique, il adressa au rédacteur du journal une réplique virulente. Le folliculaire se trouva donc aux prises, et malgré lui, non seulement avec le véritable auteur, mais encore avec un médecin qui était précisément honoré de la confiance de Monseigneur et du préfet ! Il jugea bon de battre en retraite. Et docile à la voix du Dr Le Brun, qui lui fit remarquer « que c'est avec l'accent d'une charité douce et persuasive, et non avec des déclarations virulentes qu'il convient de rappeler à la vérité si l'on s'en écarte », l'abbé déclara qu'il n'avait « point eu l'intention de blesser un homme estimable », qu'il rendait justice à « ses principes religieux », et que son livre « renfer[mait] d'ailleurs beaucoup d'articles fort bons, pleins de sagesse et d'érudition (1). »

Ainsi Le Brun sortit de cette bagarre, victorieux et enrichi ! Démentant la prophétie de l'*Echo*, que son ouvrage n'était « pas destiné à faire grand bruit », le livre se vendit : un deuxième tirage fut édité dès 1824 à Paris et à Montpellier, chez Gabon et Cie. On le trouvait même aux Galeries de bois du Palais-Royal, à la devanture du libraire Delaunay. Le reste de l'édition fut lancé en 1826 par le même Gabon. Et l'Académie de médecine, qui en reçut un exemplaire, assura l'auteur par la plume de son secrétaire Pariset, qu'elle l'acceptait « avec le plus grand intérêt et le faisait déposer honorablement dans sa bibliothèque. »

IV

Tels furent l'homme et l'auteur. Mais que valait le praticien, et quelle fut sa doctrine ? Esprit cultivé, il était, évidemment, de ces médecins humanistes, formés aux leçons de la sagesse antique, et dont l'es-

(1) L'*Echo, Journal du Département de la Sarthe*, nos 81, 82, 83, des 7, 10, 12 juillet 1824, p. 317-318, 324, 328.

pèce s'éteignit au début du XIXe siècle. A côté des ouvrages de médecine vétérinaire, Lafosse, Bourgelat, épaves de ses premiers travaux, Hippocrate, Galien, Arétée, Paul d'Égine, Cœlius Aurelianus, voisinaient sur ses rayons avec les classiques du XVIe au XVIIIe siècle, Fernel, Baillou, van Helmont, Riolan, Sanctorius, Bonnet, Sydenham, Morton, Morgagni, Baglivi, Boerhaave, van Swieten, Sénac, Haller, Cullen, Stoll, et aussi Bordeu et Barthez. Vitaliste comme les maîtres de Montpellier, Le Brun croyait, avec Bichat, à une Nature médicatrice, en lutte perpétuelle contre les assauts du monde matériel. La vie, disait Bichat, est l' « ensemble des fonctions qui résistent à la mort (1) ». Et il entendait par là que l'organisme vivant est régi par des lois particulières, différentes des principes physico-chimiques. — « La vie éteinte, écrit à son tour Le Brun, tout rentre sous l'influence des lois mécaniques et chimiques », qui n'ont point de prise sur le vivant (2).

Ce n'est pas que l'on n'eût à maintes reprises tenté d'assujettir à ces dernières la physiologie et la pathologie. Et il avait fallu tout l'effort de Pinel pour balayer de l'édifice nosologique le fatras dont l'humorisme iatromécaniciste de Bœrhaave l'avait encombré. Le maître de la Salpêtrière ramena l'hippocratisme à l'école de Paris — un hippocratisme accommodé à ses conceptions d'Idéologue et toute la génération médicale de Le Brun fut imbue des principes qui trouvèrent dans la *Nosographie philosophique* leur définitive et dernière expression. Notre manceau, comme Pinel, admet dans ses premiers travaux l'existence de fièvres gastriques : bilieuses, tierces ou doubles tierces ; de fièvres muqueuses ou pituiteuses ; de fièvres adynamiques putrides ; de fièvres ataxiques malignes ; de fièvres soporeuses, et de fièvres cérébrales.

Mais quelle altération précise se cachait sous ces

(1) BICHAT, *Recherches physiologiques sur la vie et la mort*, 2e éd., Paris, an X, 1802, in-8°, p. 1.

(2) LE BRUN, *Erreurs relatives à la santé*, p. 149.

dénominations un peu confuses ? Et que valaient ces définitions nosologiques ? Que sont les espèces morbides de Pinel, dit Trousseau, sinon « des symptômes et des signes seuls ? » (1).

Pour peu que M. Le Brun eût prêté l'oreille à des voix cependant bien proches, il eût entendu Bretonneau de Tours, et Gendron de Château-du-Loir réprouver un organicisme qui prenait l'effet pour la cause, et devançant en quelque sorte les prévisions pastoriennes proclamer dès cette époque l'extériorité, la contagiosité et la spécificité des facteurs morbides (2). Mais il n'y prit point garde, et s'il évolua, ce fut pour applaudir plutôt aux vigoureux et bruyants assauts que Broussais donnait au néohippocratisme. Dès 1824, Le Brun ne croyait plus aux fièvres dites essentielles. Il adhérait à « la nouvelle doctrine, rangeant les fièvres appelées primitives à la place que leur assigne le *genre de lésion qui les caractérise*. » Pinel, sans doute, avait tenté de leur donner un substratum dans les grands systèmes organiques (3), mais de façon toute théorique, et en conférant à chaque pyrexie une sorte d'individualité non seulement symptomatique, mais essentielle.

Fantômes que tout cela, ripostait Broussais. Il n'y a qu'une lésion, et banale ; une cause « à tout faire » : l'irritation. Elle n'a rien de spécifique. La fièvre n'est que la répercussion sympathique d'une inflammation primordiale laquelle siège, presque toujours, dans

(1) Trousseau et Pidoux, *Traité de Thérapeutique et de matière médicale*, 6e éd., Paris, Béchet jeune, 1858, 2 vol. in-8°, t. I, p. XXXVIII.

(2) Cf. P. Delaunay, Le traitement de la diphtérie dans le Maine et la dynastie médicale des Gendron, in *Etudes sur l'Hygiène, l'Assistance et les secours publics dans le Maine*, Le Mans, 1920, in-8°.

(3) « Les plegmasies seront... divisées en différents ordres suivant qu'elles auront leur siège dans les membranes muqueuses, les membranes diaphanes, les glandes, les muscles et les tégumens. » — Les fièvres angioténiques correspondent à « une irritation fixée sur les tuniques des vaisseaux sanguins » ; les fièvres méningo-gastriques à celle des membranes digestives ; les fièvres adénoméningées à celle des muqueuses de diverses cavités ; les adynamiques, à l'atonie des fibres musculaires ; les ataxiques, à une atteinte du principe des nerfs ; les adénonerveuses, à l'atteinte des nerfs et des glandes. (Pinel, *Nosographie philosophique*, t. I, Paris, an VII, in-8°, p. XXV, et 7-8).

le tube digestif (1). Le Brun toutefois, ne donnait point une entière créance à la doctrine physiologique. S'il accordait assez volontiers à Broussais que les fièvres ne sont en somme que des « affections secondaires », symptomatiques, et que la cause en peut être, le plus souvent, rapportée « à l'irritation des organes du bas-ventre » (2), il ne laissait point d'adresser au nouveau prophète quelques objections. La gastro-entérite était-elle aussi fréquente, expliquait-elle autant de choses que l'avançait Broussais ? Il se méfiait d'un si exclusif « entraînement vers la nouveauté » ; et il critiquait des « explications seulement spécieuses » et qui ne s'appliquaient guère, par exemple, à la pathogénie des fièvres intermittentes, où le « caractère d'rritation [est] difficile à expliquer. On conçoit que cette lésion de tissu peut exister avec des paroxismes, mais non avec intermittence et périodicité. Parler de la mobilité, du déplacement de l'érisipèle pour étayer le système de l'irritation périodique ne paraît pas un exemple suffisant. Que la gastro-entérite se déplace d'un point pour se porter vers un autre, ce qu'on ignore encore, l'irritation en existe-t-elle moins sur la membrane muqueuse intestinale avec les symptômes qui lui sont propres » (3) ?

Ce débat n'avait pas seulement un intérêt théorique ; de ses conclusions, les malades faisaient les frais. Auquel se rattacher, de tant de propos contradictoires ! Sachez respecter la nature médiatrice, disaient les néo-hippocratistes, férus de cette méthode expectante dont le D Voullonne avait, dans un livre célèbre, vanté jadis les bienfaits ; mais n'hésitez pas à évacuer *larga manu* les humeurs peccantes, ajoutait le dernier des humoristes, l'helléniste Bosquillon.

— Méfiez-vous de la nature, clamaient au contraire les suppôts de la médecine agissante ; car son effort

(1) « Toutes les fièvres essentielles des auteurs se rapportent à la gastro-entérite simple ou compliquée. » (BROUSSAIS, *Examen des doctrines médicales et des systèmes de nosologie*, Paris, Méquignon, Marvis, 1821, 2 vol. in-8°, t. I, p. XXIV, aph. CXXXIX).

(2) *Erreurs*, p. 144-145.

(3) *Erreurs*, p. 147.

est trop souvent impuissant ; au défaut d'*incitabilité*, sont dûs les trois quarts des affections générales ; l'*asthénie*, voilà le péril ; et il faut, comme dit Brown, stimuler presque toujours l'organisme défaillant. Comptez, au surplus, ajoutait Pringle, qu'il y a dans les maladies quelque élément putride dont l'essence nous échappe, et contre lequel il faut lutter à l'aide des antiseptiques. Et voilà, les toniques, l'alcool, et le kinkina, et la cannelle, au premier rang des panacées.

Méthode incendiaire, objecte l'école de Broussais. L'organisme toujours, réagit par un processus inflammatoire, et la vérité est à l'inverse du Brownisme. L'ennemi, c'est l'irritation. Son repaire, le tractus gastro-intestinal. Gardez-vous de jeter de l'alcool sur le feu. N'aggravez pas, par des drogues intempestives, cette phlogose d'où vient le péril. Assurez, par la diète et l'eau de gomme, la sédation des voies digestives ; dissipez par la saignée, les sangsues, les ventouses et autres révulsifs, l'inflammation menaçante. Déja Rasori, enchérissant, avait dénoncé les écarts de la nature ; tout le mal vient d'elle, et de son effort indiscipliné, qu'il faut mater, bien loin de l'encourager. C'est à force d'ipéca, de tartre stibié que l'on combattra le flux congestif, selon les bons principes du contro-stimulisme, et que l'on *jugulera*, par exemple, la pneumonie... laquelle ne demande qu'à guérir toute seule.

Devant cette cacophonie, M. Le Brun, prudent, concluait que les « systèmes sont aux sciences ce que les passions sont aux hommes » (1). — Fuyez, s'écriait-il, ceux dont parle le Docteur Virey, ces nouveaux Sganarelles, médecins non malgré eux, mais malgré tout le monde éclairé, et qui croient toujours la nature impuissante ou incertaine dans ses efforts » (2). Ainsi reparaissait sur ses lèvres le vieil acte de foi hippocratique dans la toute-puissance de la *natura medicatrix*. Mais il réprouvait et l'abstention systéma-

(1) *Erreurs*, p. 144.
(2) *Erreurs*, p. 151.

tique et l'abus des saignées, purgatifs et vésicatoires, par quoi les fièvres adynamiques n'étaient en réalité que des fièvres défigurées et aggravées... du fait du traitement. M. Le Brun blâmait encore « l'emploi hardi du quinquina et autres excitants » ; et les systématiques de la gomme et des sangsues ; et les médecins perturbateurs, entichés « des doses énormes de tartre stibié ». Sa pratique éclectique était certainement prudente, et lénitive, et sobre de médicaments ; elle puisait ses inspirations dans une sage compréhension de l'hygiène physique, et des effets de la « sensibilité morale », et des exigences des divers tempéraments. Il n'était point, assurément, de « ces médecins inutilement agissants » dont il dénonce les excès, ceux-là dont Hoffmann a dit : *Fuge medicos si vis esse salvus.* Nous le louerons de s'être soustrait aux entraînements de la *mode* en médecine, et d'avoir résolu en homme de bon sens le *cas* que tant de théories divergentes proposaient alors à la conscience des praticiens.

Le Brun, en écrivant ces pages, avait-il quelque prescience du sort qui l'attendait ? A la fin de novembre 1826, il fût atteint d'une piqûre anatomique,... et tomba sous la main d'un confrère aussi dévoué que broussaisien. Ni les vésicatoires, ni l'eau de gomme, ni les émissions sanguines répétées — 20 sangsues le 1er décembre ; « 25 grosses sangsues » le 9 décembre ; dit le mémoire de son pharmacien Couplin — ne purent conjurer le péril ; et le malheureux mourut le 12 décembre 1826, victime du devoir professionnel. Il n'avait que 55 ans (1).

(1) De son mariage avec Mlle Ménard, Le Brun avait eu un enfant, *Charles-Désiré*, né au Mans en 1809, lequel épousa à l'Ile-Bourbon Zélina Catti, et y mourut en 1834, laissant un fils, Edmond.

Du second lit, Le Brun eut : 1° *Adèle-Caroline*, née au Mans, le 27 septembre 1815, épouse en premières noces de Charles Haumont (4 février 1834), d'où : Marie-Caroline-Frédérica, née à Paris, le 25 septembre 1835 épouse (au Mans, 21 mars 1855) de Gustave Triger d'Hirbonde, ancien élève de l'Ecole Polytechnique, directeur des Postes et Télégraphes de la Sarthe (1825-1908). — En deuxièmes noces (1855) de Charles Thoré, conseiller général, Directeur de la Banque de France, chevalier de la Légion d'honneur. — Morte au Mans le 12 octobre 1878.

OUVRAGES DU Dr LE BRUN

Recherches sur la dyspepsie idiopathique ou digestion laborieuse, dissertation présentée et soutenue le 4 nivôse an XII, Paris, Didot jeune, an XII-1803, 24 p. in-4°.

Essai de topographie médicale de la ville du Mans et de ses environs, Le Mans, Fleuriot, 1812, 192 p. in-8°.

Des erreurs relatives à la santé, Paris, Lecointre et Durey, 1824, VIII-240 p. in-8°. — *Des erreurs relatives à la santé, ouvrage utile aux gens du monde*, Paris et Montpellier, Gabon et Cie, 1824, VIII-243 p. in-8°. — *Des erreurs relatives à la santé, ouvrage où l'on traite de l'Air, des Eaux, des Lieux, des Aliments, des Vêtements, des Cosmétiques, des Exercices, des Etudes, des Professions, de l'Imagination, des Passions, des Inhumations précipitées, des Charlatans, des Maladies*, Paris, Gabon et Cie, 1826, VIII-243 p. in-8°.

Œuvres manuscrites

Rapport sur un traité des maladies des yeux avec des observations pratiques constatant les succès obtenus par l'usage d'un topique inventé par J. Williams, oculiste du dispensaire royal de Londres (25 avril 1815).

Observations d'un cas de névralgie, — d'un cas d'épilepsie vermineuse, — d'un cas de narcolepsie (s. d. postr. à 1813).

Réflexions sur quelques moyens conservateurs de la peau. [frictions, bains et cosmétiques], s. d.

(Arch. de la Soc. d'Agric., Sc. et Arts de la Sarthe, Carton XVII, A. 11-11 *bis*, 12.)

2° *Adrien-Charles*, né au Mans le 18 janvier 1917, inspecteur des forêts, mort au Mans le 25 mars 1904, époux (1848) d'Eugénie Lambert de la Vannerie, d'où : 1° Adrienne, née le 6 janvier 1849, épouse (25 janvier 1873) de Maurice Viennot de Vaublanc, chevalier de la Légion d'honneur, anc. capitaine aux mobiles du Loiret. — 2° Marcel, né à Blin en 1852, propriétaire au Mans.

TABLE DES MATIÈRES

FIGURES

www.ingramcontent.com/pod-product-compliance
Ingram Content Group UK Ltd.
Pitfield, Milton Keynes, MK11 3LW, UK
UKHW020246180726
13839UKWH00001B/206

9 782329 565217